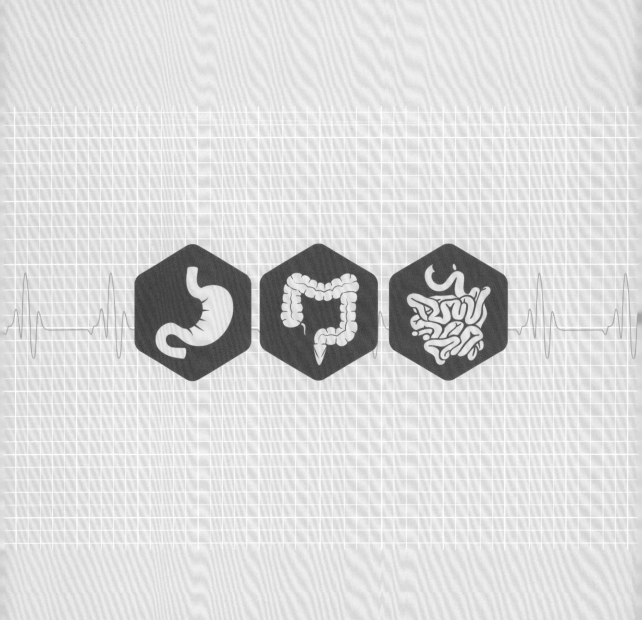

消化道肿瘤早诊早治

主审 杨叔禹 姜杰

主编
陈进忠 刘明 姚礼庆

厦门大学出版社
XIAMEN UNIVERSITY PRESS
国家一级出版社
全国百佳图书出版单位

《消化道肿瘤早诊早治》编辑委员会

主　　审：杨叔禹　姜　杰

主　　编：陈进忠　刘　明　姚礼庆

主编助理：时　强　钟芸诗

编写单位：厦门大学附属第一医院　复旦大学附属中山医院

编　　者（按编写章节先后顺序排列）：

杨叔禹（厦门市卫生和计划生育委员会）　姜　杰（厦门大学附属第一医院）

姚礼庆（复旦大学附属中山医院）　　　　陈进忠（厦门大学附属第一医院）

刘　明（厦门大学附属第一医院）　　　　林冠霞（厦门大学附属第一医院）

郑建玮（厦门大学附属第一医院）　　　　杨炜琳（厦门大学附属第一医院）

雷晓毅（厦门大学附属第一医院）　　　　栗　华（厦门大学附属第一医院）

李秀梅（厦门大学附属第一医院）　　　　陈巍峰（复旦大学附属中山医院）

胡健卫（复旦大学附属中山医院）　　　　徐桂华（厦门大学附属第一医院）

庄惠军（厦门大学附属第一医院）　　　　吴建海（厦门大学附属第一医院）

徐美东（复旦大学附属中山医院）　　　　张　晨（复旦大学附属中山医院）

周平红（复旦大学附属中山医院）　　　　李全林（复旦大学附属中山医院）

钟芸诗（复旦大学附属中山医院）　　时　强（复旦大学附属中山医院）

马丽黎（复旦大学附属中山医院）　　陈世耀（复旦大学附属中山医院）

周嘉敏（复旦大学附属中山医院）　　练晶晶（复旦大学附属中山医院）

秦文政（复旦大学附属中山医院）　　蔡明琰（复旦大学附属中山医院）

许　东（厦门大学附属第一医院）　　雷天霞（厦门大学附属第一医院）

史美娜（厦门大学附属第一医院）　　刘靖正（复旦大学附属中山医院）

张　震（复旦大学附属中山医院）　　黄玉林（厦门大学附属第一医院）

张轶群（复旦大学附属中山医院）　　李旭全（复旦大学附属中山医院）

苏　虹（厦门大学附属第一医院）　　朱俊宇（复旦大学附属中山医院）

何国杰（复旦大学附属中山医院）　　王　萍（复旦大学附属中山医院）

高卫东（复旦大学附属中山医院）　　朱博群（复旦大学附属中山医院）

徐佳昕（复旦大学附属中山医院）　　刘毅杰（厦门大学附属第一医院）

陈天音（复旦大学附属中山医院）　　何梦江（复旦大学附属中山医院）

李　剑（复旦大学附属中山医院）　　黄　媛（复旦大学附属中山医院）

任　重（复旦大学附属中山医院）　　陈　涛（复旦大学附属中山医院）

蔡世伦（复旦大学附属中山医院）　　武逸人（复旦大学附属中山医院）

蔡贤黎（复旦大学附属中山医院）

本书获得以下项目资助

2011 年上海市科委 "上海消化内镜诊疗工程技术研究中心"（11DZ2280400）

2011 年上海市科委 "结直肠肿瘤结肠镜微创诊疗技术的规范化研究"
（11411950501）

2013 年上海市科委医学重点项目 "胃肠道间质瘤的诊断与治疗优化方案的
临床研究"（13411950800）

2013 年上海市科委医学重点项目 "腹腔镜结肠镜联合技术在急性结直肠梗
阻及医源性结肠穿孔中的应用研究"（13411951600）

2013 年上海市科委产学研医合作项目 "国产分光内窥镜系统的临床研究和
国产内镜治疗的安全性评价"（13DZ1940402）

2013 年上海市卫计委先进适宜技术推广项目 "基于内镜的胃癌早期诊断与
微创规范化治疗"（2013SY054）

2013 年上海市卫计委先进适宜技术推广项目 "大肠癌致急性肠梗阻的内镜
金属支架引流技术"（2013SY045）

2014 年癌变与侵袭原理教育部重点实验室开放课题基金 "RNA 编辑
蛋白 CUGBP1 在大肠癌发生发展中调节 ErbB2 信号通路的机制研究"
（KLCCI2014-6）

序一

近年来，消化道癌的发病数呈快速上升趋势，结直肠癌、胃癌、食管癌的发病率已位居全市恶性肿瘤前五名。这类疾病已严重影响市民的健康，因此，降低肿瘤的发病率迫在眉睫。

众所周知，重视早期诊断和早期治疗，对消化道癌的疗效有明显的帮助和提高。如今，电子内镜、放大内镜、染色内镜、窄带成像、内镜超声等新技术的运用，大大提高了消化道癌症的诊断率。另外，过去早期消化道癌、癌前病变和黏膜下肿瘤，一经诊断只能剖腹行手术切除。随着内镜技术的发展，现在许多患者已不需要开刀，而直接经内镜治愈。例如，可内镜下切除各种胃肠道息肉，还可内镜下剥离早期食管癌、胃癌、结直肠癌，"挖"除黏膜下肿瘤，为大肠癌梗阻者放置支架等。这些手术创伤小，恢复快，费用低，深受医患欢迎。

在厦门市政府和上海复旦大学附属中山医院的共同努力和支持下，我市有幸聘请姚礼庆教授作为学科带头人，兼任我市第一医院内镜中心主任。姚教授从事普外科和内镜工作36年，发表了200余篇论文，出版了30多本专著，先后获得中国教育部、上海市政府和复旦大学等单位颁发的荣誉无数。其带领的团队不仅诊疗量创造了世界第一的伟绩，在新技术的开展方面也是国内的开路先锋。

面对厦门市的消化道肿瘤发病率居高不下的境况，尤其上海和厦门两市大肠癌是全国高发地区，姚教授带领复旦大学附属中山医院和厦门大学附属第一医院的众多骨干专家在繁忙的诊疗工作之余编写此书。

本人有幸浏览了全书，深感内容深入浅出，理论性、实用性和可读性俱佳，全面系统地对食管癌、胃癌和结直肠癌的病因、治疗和预防做了详细的介绍。我相信本书的出版，将会增强厦门市民对消化道癌症早诊早治的认识，消除对癌症的恐惧，树立对抗病魔的信心，同时也会对厦门医学界提高消化道癌的发现率和治愈率大有裨益。

杨叔禹

2014 年 11 月

序二

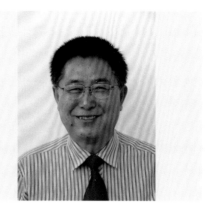

近年来，消化道癌的发病率呈快速上升趋势。2014 年 2 月 4 日是"世界癌症日"，世界卫生组织在 2 月 3 日发表了《全球癌症报告 2014》，研究显示胃癌、食管癌的新增病例和死亡数均居世界首位，而结肠癌紧随其后，严重影响人类健康。

随着越来越多中国人的生活水平得以改善，饮食结构发生变化，老百姓患癌症的几率大幅增长。纵观我国目前的医疗情况，特别是发达地区，预防和治疗癌症并非难事，关键在于努力提高大家对消化道恶性肿瘤的认识和重视程度。如果广大老百姓在日常生活中注重饮食健康，定期做体检，就可大大减少消化道恶性肿瘤发病数，同时对早期诊断和治疗消化道肿瘤，改善预后产生积极的影响。因此，编写一本有关消化道肿瘤的科普书非常有必要。

2013 年，厦门大学附属第一医院引进复旦大学附属中山医院内镜中心主任作为学科带头人，对我院消化道肿瘤的普查、早期发现和早期治疗发挥了重要作用。由陈进忠教授等主编的《消化道肿瘤早诊早治》一书，涵盖了关于食管、胃、结肠从早期预防到综合诊治等各方面的内容，深入浅出，图文并茂。书中着重介绍了现在读者所关注的关于内镜微创治疗早期消化道癌等方面的内容，为大家了解认识食管、胃、结肠癌，以及如何战胜它们提供了宝贵的参考意见。

现代内镜微创技术不断发展，不断创新，解决了越来越多的消化道疾病，尤其是在治疗消化道早癌和黏膜下肿瘤的技术攻克上有了很大的突破，大大降低外科手术的干预，减少了创伤，为患者带来了福音。我深信本书的出版，必定会让读者们从中受益，加深对癌症的认识，从而远离疾病。

2014 年 11 月

前言

　　食物经口腔摄入经消化道吸收后转化为粪便从肛门排出，需要经过食管、胃、十二指肠、空肠、回肠、结直肠，构成人体消化道的主要通道，也是肿瘤的好发部位。

　　据世界卫生组织（WHO）最新统计数据显示，中国是世界上消化道癌（食管癌、胃癌、结直肠癌）发病数最高的国家。2012 年，中国消化道癌的每年新发病例数胃癌为40 多万，结直肠癌高于 25 万，食管癌高于 22 万。

　　在中国，胃癌的发病率仅次于肺癌，平均为 22.7/10 万，位居第二；结直肠癌排第三，发病率为 14.2/10 万；食管癌排第四，发病率达到 12.6/10 万。根据 2012 年数据统计，每年死于消化道肿瘤的人数超过 88 万。

　　根据厦门市疾病预防控制中心检测的数据可以看出，消化道肿瘤总发病率为全市第一，2013 年厦门市结直肠癌、胃癌、食管癌的发病率分别位于本市第二、三、四位，且随年龄段递增呈上升趋势，75～80 岁达到峰值。同年龄段男性肿瘤发病率明显高于女性。

　　近年来，随着人们生活习惯和饮食结构发生变化，消化道癌的发病率逐年增加，且发病年龄有明显的年轻化趋势。年轻人的消化道癌发病率不断增加，严重影响人们的工作和生活，给社会和家庭带来巨大的经济负担和精神压力。

　　多年来的研究和防治实践已经证明，人们若能改变生

2012年中国：所有性别、所有年龄段癌症病例数（3065438）

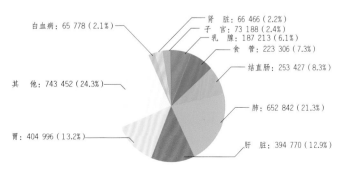

2012 年中国癌症发病率汇总

活方式，可大大降低患胃癌、食管癌、结肠癌等许多常见癌症的概率。大量的科学证据表明，健康饮食、戒烟限酒、有规律锻炼等良好的生活习惯，可以预防大约 40% 的癌症；另有 40% 的癌症可以通过早期发现、早期治疗得以治愈。所以，癌症是可防、可治的。

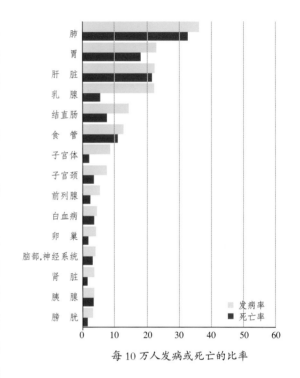

每 10 万人发病或死亡的比率

为此，我们新编《消化道肿瘤早诊早治》一书，该书得到了厦门市卫生局、厦门市第一医院和复旦大学附属中山医院的 50 多位专家、教授和医师们的热情支持，并在大家的共同努力之下完成编写工作。本书全面系统地对食管癌、胃癌、结直肠癌的病因、高危因素和临床症状进行介绍，并就如何早期预防做了详细的介绍。对癌症患者，无论是早期、中期、晚期，本书提供了一些主要治疗方法，帮助大家进一步认识癌症，消除对癌症的恐惧感，养成健康的生活方式和饮食习惯，注重早期预防、早期诊断和早期治疗；着重以普通百姓为读者，注重所写内容的实用性，从而提高百姓对消化道肿瘤的认识，使他们真正收到实效，对我们提高消化道癌的发现率、降低死亡率大有裨益。

与其他学科一样，医学发展迅速，日新月异，但仍有许多问题亟待解决。人们对诸多癌症的认识也在不断地更新和改变，仁者见仁。由于我们专业知识有限，对很多消化道疾病的认识还不够全面，提出的观点难免会失之偏颇，所以我们诚恳地希望广大读者读完本书后能给我们提出宝贵意见，相信会对我们今后提高再版的质量有很大的帮助。

姚礼庆

2014 年 11 月

目录

第一章　消化道肿瘤概述

一、什么是消化道肿瘤

消化道是一个畅通无阻的空腔器官，当管腔内有病变，黏膜充血水肿、糜烂，发生细胞异常增生，就会有临床症状，随着隐痛、渗血，病变逐渐增大，影响管腔内排空，还会造成管腔狭窄，这种异常细胞与正常细胞相比，会出现结构、功能和代谢的异常。它们往往有超常的增生能力，这种增生和机体不相协调，对人体产生危害，我们称之为肿瘤。肿瘤可分为良性肿瘤和恶性肿瘤两种。

恶性肿瘤共同特点有：①过度增生。正常细胞都有一定的寿命，它的发生、发展和死亡是在机体的严格控制和精确调节下进行的，而肿瘤细胞增生既不是按机体需要，也不是在机体控制下进行的，它的增生在数量和进度上是过度迅速的，并且连续不断地把异常的形态和功能一代一代传下去。②有侵犯能力。消化道恶性肿瘤细胞具有正常细胞和良性肿瘤细胞所没有的侵犯能力，如食管癌侵犯纵隔、血管，胃癌易侵犯肝、胰腺等脏器。③有转移能力。恶性肿瘤细胞再生能力强，它可以经过血液转移到肝、肺、脑等重要脏器，胃癌和肠癌还可以种植到腹腔、腹膜、卵巢等部位里面，引起肿瘤性腹水。它生长繁殖快，危害大，甚至危及生命。④肿瘤细胞功能异常。正常细胞的生命活动都离不开氧气，而恶性肿瘤能在无氧的条件下生存，这是代谢异常的一种突出表现。

二、良、恶性肿瘤的区别

消化道良性肿瘤和恶性肿瘤的鉴别：细胞的分化、生长速度、转移和复发是判断良恶性的重要依据。良性肿瘤生长缓慢，膨胀扩张，边界清楚，常有边界和包膜，肿瘤细胞分化好，色泽和质地接近相应的正常组织、细胞，形态变异小。一般很少复发和转移。通常切除后预后良好。

恶性肿瘤生长迅速，是浸润性生长，像树根生长在土壤中，可以破坏周围组织。边界不清楚，无包膜。肿瘤细胞分化差，细胞形态异常，肿瘤生长快，需要更多的营养。所以恶性肿瘤周边血管丰富，极易导致出血、坏死、感染。恶性肿瘤细胞代谢功能不正常，导致恶性肿瘤易浸润、复发、转移，最终危及生命。

三、消化道肿瘤的病因

消化道肿瘤的产生是各种因素综合作用的结果，据统计，80%以上肿瘤的发病原因与环境中的各种因素有关，如土壤、水质、温度、雨量、饮食、生活习惯和特殊的理化条件，比如农药、化肥导致的水质污染及农作物的直接污染。微量元素的数据分布图显示，不适当的调味品对煎烤动物性蛋白质，如猪、牛、羊、鸡肉类加热到 200 ℃以上，4 分钟后形成的这些化合物有致癌性。因此，积极关注并保护我们的水源，就会减少消化道肿瘤的发病数，就是保护我们的家园，保护我们的生命。

四、饮食与营养

病从口入，不良的饮食习惯和不当的营养比例都与癌症的发生有密切联系。烟熏、霉变食物，各种防腐剂、着色剂都可能含有致癌物质。机体内也可通过代谢合成某些致癌物，引起细胞的转化与恶变，如食物中的胺与硝酸盐可在胃酸较高的情况下合成有致癌性的亚硝胺类化合物；膳食中脂肪含量过高，纤维等摄入不足，会引起肠道内胆盐和胆固醇分泌过多而导致致癌物质的形成及潴留。这些因素均与结直肠癌的发生有一定的关系。

近年来的研究证明，部分维生素和微量元素有保护机体不受致癌物侵害和防止肿瘤形成的作用，如维生素 A、维生素 C、维生素 E 及微量元素硒等。

五、肿瘤的发生率

1. 2014 年美国肿瘤的发病率和死亡率

Estimated New Cases*

Males			Females		
Prostate	233 000	27%	Breast	232 670	29%
Lung & bronchus	116 000	14%	Lung & bronchus	108 210	13%
Colorectum	71 830	8%	Colorectum	65 000	8%
Urinary bladder	56 390	7%	Uterine corpus	52 630	6%
Melanoma of the skin	43 890	5%	Thyroid	47 790	6%
Kidney & renal pelvis	39 140	5%	Non-Hodgkin lymphoma	32 530	4%
Non-Hodgkin lymphoma	38 270	4%	Melanoma of the skin	32 210	4%
Oral cavity & pharynx	30 220	4%	Kidney & renal pelvis	24 780	3%
Leukemia	30 100	4%	Pancreas	22 890	3%
Liver & intrahepatic bile duct	24 600	3%	Leukemia	22 280	3%
All Sites	855 220	100%	All Sites	810 320	100%

Estimated Deaths

Males			Females		
Lung & bronchus	86 930	28%	Lung & bronchus	72 330	26%
Prostate	29 480	10%	Breast	40 000	15%
Colorectum	26 270	8%	Colorectum	24 040	9%
Pancreas	20 170	7%	Pancreas	19 420	7%
Liver & intrahepatic bile duct	15 870	5%	Ovary	14 270	5%
Leukemia	14 040	5%	Leukemia	10 050	4%
Esophagus	12 450	4%	Uterine corpus	8 590	3%
Urinary bladder	11 170	4%	Non-Hodgkin lymphoma	8 520	3%
Non-Hodgkin lymphoma	10 470	3%	Liver & intrahepatic bile duct	7 130	3%
Kidney & renal pelvis	8 900	3%	Brain & other nervous system	6 230	2%
All Sites	310 010	100%	All Sites	275 710	100%

FIGURE 1. Ten Leading Cancer Types for the Estimated New Cancer Cases and Deaths by Sex, United Seates, 2014.

2. 2012 年中国恶性肿瘤的死亡率及分布情况

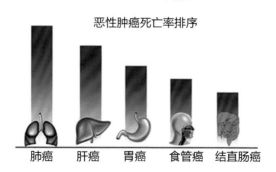

恶性肿瘤死亡率排序

肺癌　肝癌　胃癌　食管癌　结直肠癌

　　在中国，肝癌集中在东南沿海及东北吉林等地区，胃癌在上海、江苏、甘肃、青海等较为突出，食管癌集中在河南、河北等中原地区。

六、如何早诊早治消化道肿瘤

如何提高消化道肿瘤的早诊早治，减少消化道肿瘤进入进展期，降低死亡率？应注意以下几点：

（1）普及医学知识和健康教育：定时体检是早期发现癌症和癌前病变的重要途径，是提高癌早期发现率，降低死亡率最有效的手段之一。上海市疾病预防控制中心发布的数据显示：上海每年新增癌症人数 5.1 万，因癌症死亡人数达 3 万，平均每天新发癌症 130 人，其中 70 例男性，60 例女性，82 例老人，48 例中青幼年。2013 年上海市完成社区居民大肠癌筛查 111.6 万人，大肠癌高危人群达 20.5 万，肠镜下共检查出大肠癌 943 例（其中 341 例为早期病例），癌前病变 9 975 例。如何才能改变消化道癌发病率高，死亡率高，危害人类健康大的事实？首先做到"三早"：早发现，早诊断，早治疗，一切从早做起。要达到这一目标，需要医务人员和广大人民群众一起行动起来，提高警觉，发现早期消化道癌。

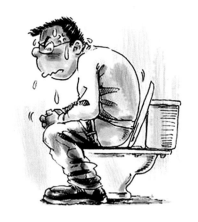

（2）消化道癌早期信号：首先是腹部疼痛、不适、膨胀，有沉重感，腹痛一般用药物暂时缓解。其次，食欲不振，消瘦，乏力，这些是消化道癌常见的首发症状。食管癌常有进食困难、呕吐。胃癌常有不明原因性贫血，大便隐血阳性。大肠癌除腹痛、腹胀外，常有便血和腹部肿块。有上述消化道症状和信号者，就应该立即就医，排除消化道肿瘤的可能。

消化道肿瘤易患人群如何预防"病从口入"，提高"癌从口入"的认识？最新研究结果显示：肥胖、吸烟、饮酒，摄入蔬菜水果少等均是致病因素，流行病学发现食管癌高发区霉菌污染情况比低发区高 15 倍，幽门螺杆菌感染的高危人群患胃癌的危险性较未感染的人群高出 6 倍，这些是胃癌的主要发病因素。消化道癌患者的家庭成员中死于消化道癌的概率要比一般家庭成员高 2~4 倍，而大肠癌更是高达 5~6 倍，可能与生活方式和饮食习惯有关，或存在遗传基因等。家族中患有大肠息肉患者中，发生大肠癌的机会更高，很多大肠息肉如果不早期治疗，数年后均会发生息肉癌变。

（3）癌症的发生和发展不是一蹴而就的，它有着一个漫长的过程，而且留有让我们进行干预的时间（病例 1）。只要我们改正不良生活习惯，警惕癌症的早期信号，就会大大提高癌症的治愈率和生存率。如果对消化道肿瘤至今还不认识，发现晚，病灶已转移，最终将会危及生命（病例2）。

病例1　患者王先生，30岁（因父亲大肠癌手术2年肝转移死亡），在无任何症状情况下来我院做肠镜筛查，结果发现距肛缘15 cm处一枚1.5 cm隆起性息肉（图1-1）。经活检，病理示"直肠绒毛状息肉伴局部癌变"，后经肠镜下黏膜切除术（ESD），术后随访6年，再次发现肠息肉，经电灼切除，至今恢复良好。现每1~2年，肠镜随访一次。

病例2　患者李某，51岁，因便血、小腹胀不适一年半，一直以内痔治疗。近几天突然腹胀、腹痛，停止排便排气，以肠梗阻入院。来我院就诊时，病人严重贫血，肝肿大，有多发占位，少量腹水。经肠镜检查，发现结肠肝曲巨大肿块，占据肠腔一圈。经剖腹探查，发现大肠癌晚期（图1-2），肝转移，腹腔内广泛转移，无法手术切除，3个月后死于大肠癌晚期。追问病史，家族中有2人患大肠癌。

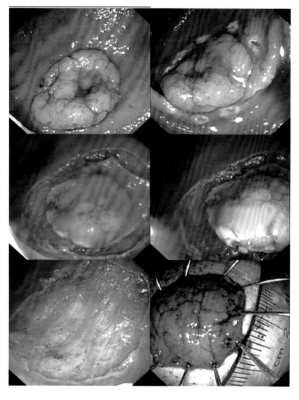

图1-1　内镜下治疗早期肠癌或癌前病变

上述病例1病人警觉性高，早发现，

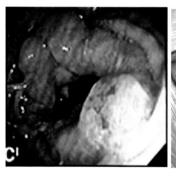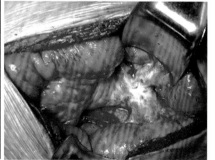

图1-2　晚期肠癌

早诊断，早治疗，效果良好。病例2病人反复便血一年半，自认为痔疮出血，一直未重视，更没有做肿瘤筛查，结果延误治疗。本书中，我们分别会对食管癌、胃癌、小肠肿瘤和结直肠癌的诊治做详细的叙述。

（姚礼庆　陈进忠）

第二章　食管和胃的位置

一、食管的位置

　　食管，即食道，是一前后略扁的肌性管道。上端起自咽下缘，相当于环状软骨或第 6 颈椎下缘，下端止于胃贲门，相当于第 11 胸椎水平，前方平对第 7 肋软骨，全长约 25 cm。食管经颈部和胸部，穿膈的食管裂孔进入腹腔，故可分为颈、胸、腹 3 部分。颈部上起环状软骨下缘，下至胸骨颈静脉切迹水平，长约 5 cm。胸部上起胸骨颈静脉切迹，下至膈食管裂孔，长约 18 cm。腹部由食管裂孔至胃贲门，长约 1 ~ 2 cm。食管前方有气管、气管杈、左主支气管、左喉返神经、右肺动脉、食管前丛、心包、左心房和膈；后方有食管后丛、胸主动脉、胸导管、奇静脉、半奇静脉、副半奇静脉和右肋间动脉。左侧有左颈总动脉、左锁骨下动脉、主动脉弓、胸主动脉、胸导管上端，右侧有奇动脉弓。

二、胃的位置

　　胃在人体的胸骨剑突的下方，大部分位于左季肋区，小部分位于腹上区。

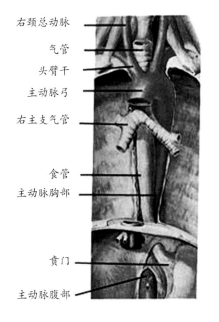
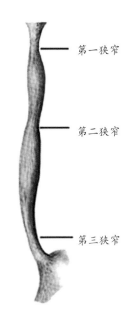

右颈总动脉　气管　头臂干　主动脉弓　右主支气管　食管　主动脉胸部　贲门　主动脉腹部

第一狭窄　第二狭窄　第三狭窄

　　胃上连食道，下通小肠。胃主要用于将大块食物研磨成小块（又称物理消化），并将食物中的大分子降解成较小的分子（又称化学消化），以便于进一步被吸收。主要吸收少量水和少量酒精以及很少的无机盐。有胃腺，分泌胃液，胃液中含有盐酸和蛋白酶，可初步消化蛋白质。

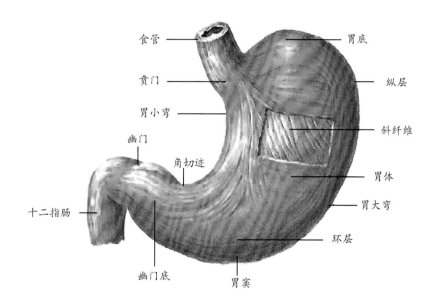

食管　贲门　胃小弯　幽门　角切迹　十二指肠　幽门底　胃窦　胃底　纵层　斜纤维　胃体　胃大弯　环层

（姜　杰）

第三章 什么是食管癌和胃癌

一、什么是食管癌

食管是连接口腔和胃的肌性管道，长约20 cm，直径 2.0 cm。主要功能是把牙齿初步咀嚼粉碎并在口腔中与唾液混合后的小块食物输送进入胃腔内。食管癌是发生在食管上皮组织的恶性肿瘤，占所有恶性肿瘤的 2%。全世界每年约有30 万人死于食管癌。我国是食管癌高发区，每年约 15 万人死于食管癌，死亡人数仅次于胃癌，居第二位。发病年龄多在 40 岁以上，男性多于女性。但近年来有发病年轻化趋势。我国河南省发病率最高，其次为江苏、山西、河北、福建、陕西、安徽、湖南、新疆等省、自治区的部分地区。河南林州市 35 ~ 64 岁男性食管癌发病率为 478.87/10 万。食管癌的发生与亚硝胺、慢性刺激、炎症与创伤、遗传因素以及饮水、粮食和维生素缺乏及蔬菜中的微量元素含量低有关，但确切原因不明，有待研究探讨。早期多无症状，中晚期以进行性吞咽困难为突出表现。

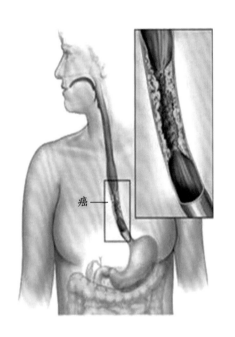

癌

二、食管癌的临床表现

早期食管癌可无症状，或仅表现为：1.哽噎感；2.胸骨后烧灼感；3.异物感。症状时重时轻。进展期食管癌表现：1.进行性吞咽困难（典型症状）；2.常吐黏液样痰；3.逐渐消瘦、脱水、无力。

晚期食管癌表现为：1. 侵犯外周：持续疼痛、气管瘘、呛咳；2. 神经受累：声音嘶哑、Horner 综合征；3. 恶病质：消瘦、贫血、低蛋白；4. 远处转移：黄疸、腹水、昏迷。

三、什么是胃癌

胃是位于食管和小肠之间的一个囊性器官，负责食物的储存、研磨和初步消化。胃癌为我国高发肿瘤之一，占全部恶性肿瘤的 20% 左右，居消化道肿瘤首位。胃癌是源自胃黏膜上皮细胞的恶性肿瘤，占胃恶性肿瘤的 95%。胃癌在我国发病率高，而且死亡率占恶性肿瘤的第一位。全国胃癌平均死亡率高达 20/10 万，男性高于女性（男∶女约 3∶1），发病年龄高峰为 50～60 岁，在我国以山东、浙江、上海、福建等沿海地区为高发区。胃癌的发生演变要经过 20 年以上的过程，早期仅有一般消化不良症状，因而容易被忽视而延误诊治。胃癌一旦确诊后应尽早治疗，早期胃癌可以行内镜下的 ESD 治疗，中晚期胃癌治疗通常采用手术切除，再给予一个阶段的化疗。

四、胃癌的临床表现

胃脘疼痛是胃癌最早出现的症状，早期往往不明显，仅有上腹部不适，饱胀感或重压感，或隐隐作痛，常被误诊为胃炎、胃溃疡、胃肠神经官能症。肿瘤发展到一定程度，疼痛加剧或持续不缓解，还有恶心、呕吐、呕血、便血、食欲减退、进行性消瘦、腹泻。晚期因肿瘤消耗及畏食等，常出现恶液质，病人极度消瘦。后期在上腹部能触及包块，压痛，肿物可活动也可固定，坚硬有时呈结节状。

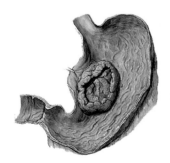

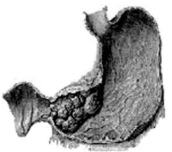
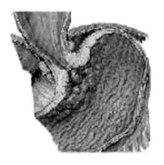

胃体癌　　　　　　　　　　胃窦癌　　　　　　　　　　贲门癌

（刘　明）

第四章 食管癌和胃癌的发生

一、食管癌是怎么发生的

中国是世界上食管癌（carcinoma of the esophagus）高发、高死亡率的国家之一。食管癌的发生与患者的生活条件、饮食习惯、食物中的致癌物及遗传易感性等有关。目前认为，由于食管的鳞状上皮组织受到致癌物质的刺激或癌细胞的侵袭而导致组织细胞异常生长，而引起食管癌的发生。临床上发现，食道癌的发生主要与亚硝胺慢性刺激、炎症与创伤、遗传以及饮水、粮食和蔬菜中的微量元素含量等因素有关。食管基底细胞由重度增生到癌变的过程大约需要 1~2 年的时间，早期食管癌变成晚期浸润癌，通常需要 2~3 年，甚至更长时间。

二、导致食管癌发生的因素

食道癌是发生在食管上皮组织的恶性肿瘤，占所有恶性肿瘤的 2%。食道癌的发生与亚硝胺慢性刺激、炎症与创伤、遗传因素以及饮水、粮食和蔬菜中的微量元素含量有关。目前认为食管癌的发病可能与以下因素有关：

（1）饮食习惯。①长期喜进烫食、粗食，饮浓茶，多食辣椒等刺激性食物可引起食管黏膜损伤，引起食管黏膜增生，可能是致癌因素之一。长期吃热烫食物，食物过硬而咀嚼不细等与食管癌的发生有一定关系。②烟酒的致癌作用：酒精是食道癌的诸多致病因素中十分重要的一个因素，大量饮用啤酒的人发生食道癌的危险性比不饮酒者高；食道癌的发生危险性也随着吸烟量的增加而增加。

（2）致癌物质。①亚硝胺：亚硝胺类化合物是一类很强的致癌物质。食管癌高发区河南林县的居民喜食酸菜，此酸菜内即含亚硝酸胺。实践证明食用酸菜量与食管癌发病率成正比。②霉菌：用霉变食品可以诱发小鼠食管和胃的癌前病变或鳞状上皮癌。这类霉菌与亚硝胺促癌有协同作用。

（3）遗传因素。人群的易感性与遗传、环境条件有关。食管癌具有比较显著的家庭聚集现象，高发地区连续三代或三代以上出现食管癌患者的家庭屡见不鲜。

（4）癌前病变及其他疾病因素。如慢性食管炎症、食管上皮增生、食管黏膜损伤、Plummer-Vinton综合征、食管憩室、食管溃疡、食管白斑、食管瘢痕狭窄、裂孔疝、贲门失弛缓症等均被认为是食管癌的癌前病变或癌前疾病。

（5）营养和微量元素。膳食中缺乏维生素、蛋白质及必需脂肪酸，可以使食管黏膜增生、间变，进一步可引起癌变。微量元素铁、钼、锌等的缺少也和食管癌发生有关。食道癌高发区人群中血清钼、发钼、尿钼及食管癌组织中的钼都低于正常水平。林县食管癌高发区水土中缺少钼，钼的抑癌作用被多数学者证实。

三、胃癌是怎么发生的

胃癌（gastric cancer）系指源于胃黏膜上皮细胞的恶性肿瘤，主要是胃腺癌。2008年全球新诊断出胃癌近100万例，分别居全部恶性肿瘤诊断病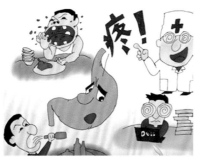例的第四位和恶性肿瘤病死率的第二位；2/3胃癌病例分布在发展中国家，以日本、中国等东亚国家为高发。胃在不良环境、饮食及幽门螺杆菌感染等多种因素作用及介导下发生持续慢性炎症，按照国外专家描述的肠型胃癌的发生顺序，由慢性炎症—萎缩性胃炎—萎缩性胃炎伴肠化—异型增生而逐渐向胃癌演变。

四、导致胃癌发生的因素

（1）饮食因素。饮食与胃癌的病因关系密切，可以说是胃癌的病因中无所争议的一点。近年来欧美发

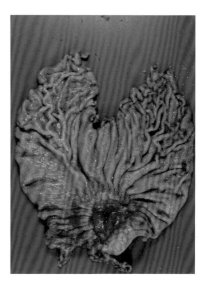

达国家中胃癌发病率呈下降趋势，这主要和饮食因素有关。其特点是：以往保存食物采用烟熏（熏鱼、熏肉）、盐腌的方法，食品中含有相当高的致癌物，如苯并芘、亚硝胺等，而高浓度的食盐被认为是促癌物质。用高温油煎炸的食品也含有一定量的多环芳烃类致癌物。在日本常用滑石粉处理大米，滑石粉含致癌的石棉纤维。高盐食品如腌肉、腌鱼、腌禽类、咸菜、腊肉、腊肠也受到注意，因为高盐食物可损伤胃黏膜，使致癌物容易被身体吸收。我国调查显示，食盐消费量与胃癌死亡率呈显著性正相关。某些人群的膳食中，蛋白质、脂肪、某些维生素和矿物质缺少，使宿主营养不平衡，从而降低人体的抵抗力，直接或间接有利于胃癌发生。

（2）幽门螺杆菌（HP）感染。胃内幽门螺杆菌感染是胃癌的重要病因，世界卫生组织已将幽门螺杆菌定为人类胃癌发生的一级致癌物。HP 细菌的菌型差异可出现胃癌发生的差异。英国福曼（Forman）认为发达国家胃癌病例中的 35%、发展中国家胃癌病例中的 85% 同 HP 感染有关。有的学者认为，HP 感染可能是胃癌的协同致癌因子。

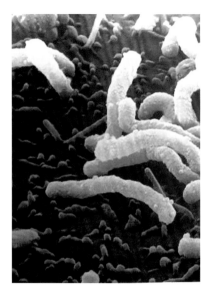

（3）胃部疾病。①慢性胃炎和肠化生。慢性胃炎特别是慢性萎缩性胃炎可以发展为胃癌。胃窦部胃炎、胃体部胃炎的胃癌发病率为最高，有统计报道，大约有 10% 的胃窦部胃炎可能发生胃癌。慢性萎缩性胃炎发生胃癌是因为该病变常伴有肠上皮化生，这种病变继续发展为不典型增生，后者被认为是胃癌的前期病变。②胃息肉。胃息肉是一种腺瘤，属于良性肿瘤。当息肉的直径超过 2 厘米时，就显示出恶性变的可能。③消化性溃疡。关于胃溃疡能否发生癌变的问题，一直有很大的争论。多数临床及病理工作者认为，有一部分胃癌可以由胃溃疡恶变而来。这方面的主要依据：一是经久不愈的胃溃疡患者，其胃癌的发病率要高些；另外有些胃溃疡的患者，有明显临床症状改变时，常是恶变的征象。

（4）遗传因素。遗传因素是胃癌的病因之一。流行病学调查发现，胃癌发病具有家族聚集倾向，胃癌患者亲属的本病发病率高出正常人的 4 倍。在高发人群中属于 A 型血者的胃癌发病率也高于正常人。这些现象和流行病学说明遗传、种族与胃癌的发病有一定的关系。

（5）吸烟饮酒。长期吸烟的人胃癌发病率明显提高。烟龄越长，胃癌发病几率越大。吸烟对胃有致癌和促癌作用。长期饮酒与导致胃癌的其他因素有协同促癌的作用。

五、胃癌的癌前病变状态有哪些

（1）肠上皮化生、萎缩性胃炎和异型增生：慢性萎缩性胃炎发生胃癌是因为该病变常伴有肠上皮化生，这种病变继续发展为不典型增生，后者被认为是胃癌的前期病变。

（2）胃息肉：炎性息肉约占 80%，直径多在 2 cm 以下，癌变率低；腺瘤性息肉癌变的几率较高，特别是直径＞ 2 cm 的广基息肉。

（3）胃溃疡：多因溃疡边缘的炎症、糜烂、再生及异型增生所致。

（4）残胃：Billroth II 式胃切除术后，癌变常在术后 10～15 年发生。

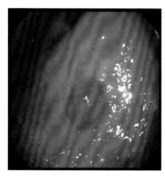 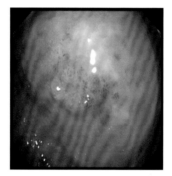

胃息肉　　　　　　　　　　　乳头状腺瘤

（林冠霞）

第五章　食管癌和胃癌的分期分型

一、食管癌的分期分型

食管癌的分期分型有利于治疗，常见分期分型有：

1. 按照部位分型

内镜下及手术中按部位分上、中、下三段，上段指食管入口至主动脉弓上缘平面为界，中段以主动脉弓上缘至肺下静脉下缘为界，下段由肺下静脉下缘至胃贲门处。癌变以中段居多，下段次之，上段最少。部分胃贲门癌延伸至食管下段，常与食管下段癌在临床上不易区别，又称胃食管交界处癌或食管贲门癌。

2. 按照内镜及大体病理分型

早期食管癌肉眼及内镜下分为四型：隐伏型（充血型）、糜烂型、斑块型和乳头型。其中斑块型最多见，癌细胞分化较好；糜烂型次之，癌细胞分化较差；隐伏型（充血型）是食管癌最早期的表现，多为原位癌；乳头型病变较晚，但癌细胞分化一般较好。

中晚期食管癌大体病理可分为五型：①髓质型：管壁明显增厚并向腔内外扩展，使癌瘤的上下端边缘呈坡状隆起。多数累及食管周径的全部或绝大部分。切面呈灰白色，为均匀致密的实体肿块。②蕈伞型：瘤体呈卵圆形扁平肿块状，向腔内呈蘑菇样突起，故名蕈伞。隆起的边缘与其周围的黏膜境界清楚，瘤体表面多有浅表溃疡，其底部凹凸不平。③溃疡型：瘤体的黏膜面呈深陷而边缘清楚的溃疡。溃疡的大小和外形不一，深入肌层，阻塞程度较轻。④缩窄型（即硬化型）：瘤体形成明显的环行狭窄，累及食管全部周径，较早出现阻塞。⑤未定型。

3. 按照病理组织学分型

分为鳞癌、腺癌、腺鳞癌，以低分化鳞癌、中分化鳞癌为主。我国 90% 的食管癌为鳞状细胞癌，少数为腺癌，后者与 Barrett 食管恶变有关。内镜下以肿块浸润型多见。

4. 按临床治疗分型

临床治疗一般多可区分为局部型、局部转移型（肿瘤已侵犯至食管以外或附近淋巴结）和远处转移型。

二、食管癌的 TNM 分期

从 1987 年开始，国际抗癌联盟（UICC）与美国癌症联合会（AJCC）开始联合出版恶性肿瘤 TNM 分期标准，并不定期更新，借以统一肿瘤分期，已在国际上广泛应用，目前最新版本的食管癌 TNM 分期标准是 2009 年第 7 版。

恶性肿瘤 TNM 分期标准，将恶性肿瘤按肿瘤大小（T）、区域淋巴结转移（N）和远处转移（M）情况进行分期，是目前国际通用的决定癌症病期、选择治疗方案、判断预后、比较疗效的"金标准"。AJCC 的食管癌 TNM 分期如下：

1. 原发肿瘤（Primary Tumor，T）

Tx：原发肿瘤不能确定。

T0：无原发肿瘤证据。

Tis：重度不典型增生。

T1：肿瘤侵犯黏膜固有层、黏膜肌层或黏膜下层。

　　T1a：肿瘤侵犯黏膜固有层或黏膜肌层；

　　T1b：肿瘤侵犯黏膜下层。

T2：肿瘤侵犯食管肌层。

T3：肿瘤侵犯食管纤维膜。

T4：肿瘤侵犯食管周围结构。

　　T4a：肿瘤侵犯胸膜、心包或膈肌（可手术切除）；

　　T4b：肿瘤侵犯其他邻近结构如主动脉、椎体、气管等（不能手术切除）。

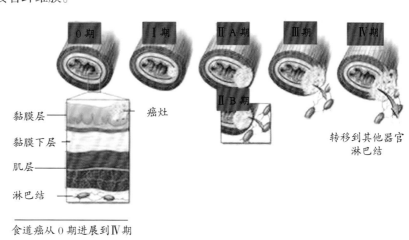

食道癌从 0 期进展到Ⅳ期

食道癌

2. 区域淋巴结（Regional Lymph Nodes，N）

Nx：区域淋巴结转移不能确定；

N0：无区域淋巴结转移；

N1：1~2 个区域淋巴结转移；

N2：3~6 个区域淋巴结转移；

N3：≥ 7 个区域淋巴结转移。

注：必须将转移淋巴结数目与清扫淋巴结总数一并记录。

3. 远处转移（Distant Metastasis，M）

M0：无远方转移；

M1：有远方转移。

4. H 分级定义

癌细胞类型（Histologic Cell Type）：腺癌、鳞癌。

5. 肿瘤细胞分化程度（Grade of Differentiation，G）

Gx：分化程度不能确定；

G1：高分化癌；

G2：中分化癌；

G3：低分化癌；

G4：未分化癌。

6. 临床及病理分期组合

见表 5-1、表 5-2。

表 5-1　食管腺癌的分期

Stage	T	N	M	G
0	is(HGD)	0	0	1
ⅠA	1	0	0	1~2
ⅠB	1	0	0	3
	2	0	0	1~2
ⅡA	2	0	0	3
ⅡB	3	0	0	Any
	1~2	1	0	Any
ⅢA	1~2	2	0	Any
	3	1	0	Any
	4a	0	0	Any
ⅢB	3	2	0	Any
ⅢC	4a	1~2	0	Any
	4b	Any	0	Any
	Any	N3	0	Any
Ⅳ	Any	Any	1	Any

表 5-2　食管鳞癌的分期

Stage	T	N	M	G	Location
0	is(HGD)	0	0	1	Any
ⅠA	1	0	0	1	Any
ⅠB	1	0	0	2~3	Any
	2~3	0	0	1	Lower
ⅡA	2~3	0	0	1	Upper,middle
	2~3	0	0	2~3	Lower
ⅡB	2~3	0	0	2~3	Upper,middle
	1~2	1	0	Any	Any
ⅢA	1~2	2	0	Any	Any
	3	1	0	Any	Any
	4a	0	0	Any	Any
ⅢB	3	2	0	Any	Any
ⅢC	4a	1~2	0	Any	Any
	4b	Any	0	Any	Any
	Any	N3	0	Any	Any
Ⅳ	Any	Any	1	Any	Any

三、胃癌的分期分型

1. 按照部位分型

胃癌的好发部位依次为胃窦（58%）、贲门（20%）、胃体（15%）、全胃或大部分胃（7%）。

2. 内镜及大体病理分型

按照胃癌侵犯胃壁的深浅，分为早期胃癌与进展期胃癌。

四、什么是早期胃癌及早期胃癌的分型

1. 概念

早期胃癌是指病灶局限且深度不超过黏膜下层的胃癌，无论有无局部淋巴结转移。它的最大直径一般在 5 cm 以下。

微小癌：直径在 0.5 cm 以下者，为早期胃癌的始发阶段。

小胃癌：直径在 0.6 ~ 1.0 cm 者。

一点癌：内镜钳取活检诊断为癌，但手术切除标本连续切片未见癌。

Ⅰ型

原位癌：是指未突破固有膜的癌肿，也属早期胃癌，但难于识别。

2. 内镜分型

日本早期胃癌分型：1962 年日本早期胃癌大体形态分为三型：隆起型、浅表型和凹陷型。

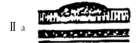

Ⅱa

（1）隆起型（Ⅰ型）：肿瘤表面呈结节状隆起或息肉状，边界清楚，高出周围黏膜 2 倍以上。

（2）表浅型（Ⅱ型）：肿瘤表面高低与周围黏膜差别不甚大，癌灶较平坦，无明显隆起和凹陷。依其隆起或凹陷的程度又分 3 个亚型。

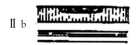

Ⅱb

表浅隆起型（Ⅱa）：肿瘤隆起高度不超过周围黏膜厚度的 2 倍。

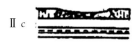

Ⅱc

表浅平坦型（Ⅱb）：癌灶与周围黏膜同高，表面无

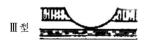

Ⅲ型

隆起或凹陷。

表面凹陷型（Ⅱc）：癌灶较周围黏膜稍凹陷，侵犯深度不超过黏膜厚度。

（3）凹陷型（Ⅲ、溃疡型）：癌灶明显凹陷，不超过黏膜下层。

根据上述各型特点，还可分出各种混合型如Ⅱa+Ⅱb、Ⅱc+Ⅱa、Ⅱb+Ⅱc、Ⅱc+Ⅲ、Ⅲ+Ⅱc等。

我国也分3型，即隆起型，癌肿呈息肉样隆起，高出胃黏膜5mm以上，有蒂或无蒂，原发或继发于息肉者。将日本分型的Ⅰ型、Ⅱa型和Ⅱa型为主的复合型皆归在此型。浅表型，又称胃炎型或平坦型，只相当Ⅱb型。根据病灶范围大小又分2个亚型，即局限型（直径＜4cm）和广泛型（直径＞4cm），并将其划在特殊类型中。凹陷型，则包括了Ⅱc型、Ⅲ型和以其为主的复合型。

据统计我国早期胃癌凹陷型最多，浅表局限型次之，隆起型最少。

3. 组织学类型

以管状腺癌为主，其次为乳头状腺癌，未分化癌较少。

五、什么是进展期胃癌及进展期胃癌的分型

1. 进展期胃癌

癌组织深度超过黏膜下层，已浸入肌层者称中期胃癌；侵及浆膜或浆膜外者称为晚期胃癌。

2. Borrmann 分型

1923年Borrmann提出的分型方法，一直为国内外所沿用，简便实用。

Borrmann 1型：隆起型，又称息肉状癌或巨块型。向胃腔内隆起，可有浅表溃疡或糜烂，浸润不明显，生长缓慢，转移晚。

Borrmann 2型：局限溃疡型。溃疡明显，边缘隆起，浸润现象不明显。

Borrmann 3型：浸润溃疡型。明显溃疡伴明显浸润。

Borrmann 4型：弥漫浸润型。病变浸润胃壁各层且广泛，边界不清，黏膜皱襞消失，胃壁增厚变硬，故称"革囊胃"。

4型中以3型和2型多见，1型则少见。近年又提出Borrmann 0型，也称表浅或平坦浸润型。

我国分六型：结节蕈伞型、盘状蕈伞型、局限溃疡型、浸润溃疡型、局限浸润型和弥漫浸润型。

3.病理组织学分型

WHO 将胃癌分为腺癌，包括乳头状腺癌、管状腺癌、黏液腺癌、印戒细胞癌、混合型腺癌、腺鳞癌、髓样癌、肝样腺癌、鳞状细胞癌和未分化癌。根据癌细胞分化程度可分为高分化、中度分化和低分化三大类。

我国分为四型：①腺癌，包括乳头状腺癌、管状腺癌、黏液腺癌（分为高分化、中分化和低分化三种）；②黏液癌（印戒细胞癌）；③未分化癌；④特殊类型癌，包括腺鳞癌、鳞癌、类癌、未分化癌和混合型癌。

4.其他

1965 年 Lauren 根据胃癌的组织细胞学特点，将胃癌分成肠型胃癌和弥漫型胃癌两种类型。研究表明，肠型分化程度较高，多见于老年人，恶性程度低，预后较好，而弥漫型恰恰相反。

六、胃癌的 TNM 分期

同食管癌 TNM 分期标准，将恶性肿瘤按肿瘤大小（T）、区域淋巴结转移（N）和远处转移（M）情况进行分期，是目前国际通用的决定癌症病期、选择治疗方案、判断预后、比较疗效的"金标准"。AJCC 胃癌 TNM 分期如下：

1.肿瘤（Tumor，T）

Tx：原发肿瘤无法评估。

T0：无原发肿瘤证据。

Tis：原位癌，上皮内癌未浸润固有层。

T1：肿瘤侵及黏膜固有层、黏膜肌层或黏膜下层。

　　T1a：肿瘤侵及黏膜固有层或黏膜肌层；

　　T1b：肿瘤侵及黏膜下层。

T2：肿瘤侵及固有肌层。

T3：肿瘤穿透浆膜下结缔组织，未侵及腹膜或邻近结构。

T4：侵及浆膜或邻近结构。

　　T4a：肿瘤侵透浆膜；

　　T4b：肿瘤侵及邻近器官。

注：①肿瘤穿透固有肌层，进入胃结肠或肝胃韧带，或进入大小网膜，但没有穿透覆盖这些结构的脏层腹膜，这种情况应分为 T3，如果穿透覆盖这些结构的脏层腹膜就应

分为 T4。

②胃的邻近结构包括脾、横结肠、肝、膈、胰腺、腹壁、肾上腺、肾、小肠、腹膜后。

③肿瘤由壁内延伸至十二指肠或食管，由包括胃在内的浸润最深部位决定 T 分期。

2. 区域淋巴结（Regional Lymph Nodes，N）

Nx：区域淋巴结无法评估；

N0：无区域淋巴结转移；

N1：1~2 个淋巴结转移；

N2：3~6 个淋巴结转移；

N3：≥7 个淋巴结转移。

3. 远处转移（Distant Metastasis，M）

M0：无远处转移；

M1：远处转移。

4. 临床及病理分期组合

见表 5-3。

表 5-3　胃癌的临床与病理分期

Stage 0	Tis	N0	M0
Stage ⅠA	T1	N0	M0
Stage ⅠB	T2	N0	M0
	T1	N1	M0
Stage ⅡA	T3	N0	M0
	T2	N1	M0
	T1	N2	M0
Stage ⅡB	T4a	N0	M0
	T3	N1	M0
	T2	N2	M0
	T1	N3	M0
Stage ⅢA	T4a	N1	M0
	T3	N2	M0
	T2	N3	M0
Stage ⅢB	T4b	N0 or N1	M0
	T4a	N2	M0
	T3	N3	M0
Stage ⅢC	T4b	N2 or N3	M0
	T4a	N3	M0
Stage Ⅳ	Any T	Any N	M1

（郑建玮）

第六章　如何早期发现食管癌和胃癌

一、为什么早期食管癌和胃癌不容易发现

早期食管癌及胃癌往往无症状或症状轻微，与食管炎、消化性溃疡、慢些胃炎等良性病变的症状相似，胃镜检查和 X 线是目前诊断食管癌、胃癌及其癌前病变的主要方法，但良、恶性病变在 X 线和普通内镜下很难区分，造成许多早期癌患者延误诊治。

二、目前有什么方法可以提高早期食管癌和早期胃癌的诊断率

虽然进行性吞咽困难是食管癌的典型症状，但是对可疑病例，均建议做食管吞稀钡 X 线双重对比造影。早期 X 线表现：（1）黏膜皱襞紊乱、粗糙、中断；（2）局限性管壁僵硬，蠕动中断；（3）小的充盈缺损；（4）小的龛影。中、晚期 X 线表现：明显的不规则狭窄和充盈缺损，管壁僵硬。造影检查无痛无创，是重要的筛选检查手段，但是确诊食管癌仍需要胃镜检查，通过胃镜检查取少量活体组织明确病理诊断，目前仍然是诊断食管癌的金标准。胃镜检查的优点是：（1）直观；（2）可以活检；（3）早期癌阳性率高。

怀疑早期食管癌或是癌前病变患者行内镜下碘染色检查可提高早期食管癌及癌前病变的检查率。另外，内镜窄带成像技术（narrow-band imaging，NBI）结合放大内镜可以充分显示早期食管癌、胃癌及癌前病变的腺管开口及毛细血管结构形态，明显优于普通内镜。超声胃镜（EUS）检查可为食管癌及胃癌 TN 分期提供依据，并对病变进行定位诊断，为临床制定合理治疗方案和评估预后提供依据。早期食管癌及胃癌在超声内镜下常表现病灶来源于黏膜层，黏膜层增厚或破坏，低回声，回声不均匀，可侵犯黏膜肌层及黏膜下层，但不侵犯固有肌层。EUS 能准确地判断病变浸润深度，并可以发现病变周围肿大的淋巴结。

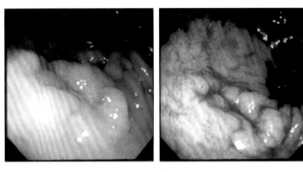

图 6-1　早期胃癌（普通胃镜 VS 染色）

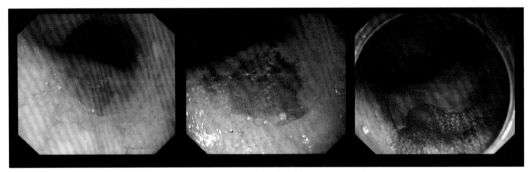

图 6-2　早期食管癌的光镜、NBI 和碘染色

三、早期食管癌和早期胃癌的概念

凡病变浸润深度未超出黏膜下层并无淋巴结转移的食管癌，称为早期食管癌。食管癌的发生部位以中段为多，约占 50%；下段次之，上段最少，分别约占 30% 与 20%。

胃癌仅侵犯黏膜层、黏膜下层而未侵及固有肌层者，不论有无局部淋巴结转移，称为早期胃癌。胃癌的好发部位依次为胃窦、贲门、胃体、全胃或大部分胃。

根据早期胃肠癌的浸润深度还可将早期癌分为黏膜内癌（mm 癌）和黏膜下层癌（sm 癌）。mm 癌可分为上皮内癌或浸润黏膜固有膜表层的 mm1，浸润固有膜中层的 mm2 和浸润固有膜深层或黏膜肌层的 mm3。sm 癌又可进一步分为浸润黏膜下层上 1/3 的 sm1、浸润黏膜下层中 1/3 的 sm2 和浸润黏膜下层下 1/3 的 sm3。

四、哪些人群更容易患食管癌

（1）如果长期存在消化系统的不良症状，就很可能会导致食管癌的发生。这主要是因为消化系统的不良症状长期刺激食道，在这样的情况下就会引发食道细胞的增殖，在增殖的时候可能会因为致癌物质的影响，最后食管发生肿瘤病变。

（2）如果存在反流性食管炎，而且还伴有不典型增生，那么患者的食道内壁黏膜细胞会因为炎症而变得活跃，在这样的情况下就很容易发生癌变。当患有慢性食管炎时，一定要及时就医治疗。

（3）家族中有食管癌病史的，其发病率会比较高，这并不是说食管癌具有遗传性，而是食管癌具有家族聚集现象，这与家族的饮食习惯、饮食结构是有很大关系的。

（4）如果长期饮食习惯不好，经常抽烟、酗酒，经常吃腌制、熏制的食物，而且很少吃新鲜的蔬菜水果，不能满足身体的需求，长期如此就很可能会引发食管癌。

（5）本身患有食管炎，或者是存在不明原因的食管或胃内隐血试验显示为阳性者，他们患食管癌的概率也会比正常人高，要积极预防。

五、哪些人群更容易患胃癌

（1）患有癌前病变：癌前病变是指有癌变倾向的良性疾病，如：①慢性萎缩性胃炎，癌变率可达 10%。②慢性胃溃疡，癌变率低于 3%。③胃息肉，直径 2 cm，多发且基底较宽者癌变率高。④胃部分切除者，残胃癌变率可达 0.3% ~ 10%。⑤其他癌前病变，如巨大胃黏膜肥厚症、疣状胃炎等。

　胃镜活检病理类型：a. 异形增生，也称不典型增生，由慢性炎症引起，如发展到重度不典型增生则可认为是癌前病变甚至被认为是早期癌；b. 大肠型肠化生与胃癌发生关系密切。

（2）饮食习惯不良：如饮食不规律，吃饭快速，喜高盐、热烫食品，喜食致癌物质亚硝酸盐含量高的腌制、熏制食品及干海货、隔夜菜，喜食烧烤的红肉，常食用霉变食物，少食新鲜蔬菜等。

（3）长期酗酒及吸烟：酒精可使黏膜细胞发生改变而致癌变。吸烟也是胃癌很强的危险因素，青少年时期开始吸烟者危险性最大。

（4）有胃癌或食管癌家族史：患者家属中胃癌发病率比正常人群高 2 ~ 3 倍。

（5）长期心理状态不佳：如压抑、忧愁、思念、孤独、抑郁、憎恨、厌恶、自卑、自责、罪恶感、人际关系紧张、精神崩溃、生闷气等，胃癌危险性明显升高。

（6）某些特殊职业：长期暴露于硫酸尘雾、铅、石棉、除草剂者及金属行业工人，胃癌风险明显升高。

（7）生活环境中的地质、水质含有害物质：地质为火山岩、高泥炭，有深大断层的地区，水中 Ca/SO_4^{2-} 比值小，而镍、硒和钴含量高。火山岩中含有较高含量的 3，4- 苯并芘，泥炭中有机氮等亚硝胺前体含量较高，易损伤胃黏膜。硒和钴也可引起胃损害，镍可促进 3，4- 苯并芘的致癌作用。

（8）幽门螺杆菌（HP）感染：有研究称约半数胃癌与幽门螺杆菌感染有关。国人约60% 感染该菌，但仅 0.03% 的人群患胃癌。

另外，长期进食含有亚硝胺类较多的食物（如腌制酸菜）或者发生霉变的食品及腌制烟熏食品等；长期喜欢吃烫食，如潮汕人食管癌发病率高就可能与长时间喝工夫茶有关；不良嗜好，如好烟好酒等。

六、我们为什么要关注早期食管癌和早期胃癌

早期癌与进展期癌治疗预后有着很大的差别，因此，建议以上高危人群每年至少做一次防癌体检，特别是行胃镜检查以便及时发现早期癌而做进一步治疗。

（杨炜琳）

第七章　食管癌和胃癌的癌前病变

一、什么是癌前病变

从正常组织到发生癌变的中间阶段称为癌前病变。癌前病变的本质和癌变过程一样均尚未完全明了。有人将已经癌变的细胞潜伏在外观正常组织中的状态（潜伏癌细胞）称为癌前病变，也有人指可逆性的增生阶段，概念尚未一致，但一般多就组织细胞化生和显著增生而言，其中也包含着独立疾病。食管和胃的癌前病变在之前已经做了列举，此处我们重点谈谈不典型增生、巴雷特食管、腺瘤、不典型增生和高级别瘤变、幽门螺杆菌感染、慢性胃炎。

二、什么是不典型增生

不典型增生又称异型增生，是病理学上的概念。主要指上皮细胞异常增生，表现为细胞大小不等，形态多样，排列紊乱，极向丧失。核大深染，核质比例增大，核形不规则，核分裂象增多（一般不见病理性核分裂象）。细胞具有一定程度异型性，但还不足以诊断为癌。根据病变程度，可分为轻度、中度和重度三级。人类各个组织器官受到损伤或炎症刺激后，细胞会再生而修复病变，恢复原状。但若反复受到刺激损伤后，细胞会出现过度的增生，如慢性食管炎、慢性胃炎等。不典型增生是上皮细胞由于长期受到慢性刺激出现异常增生，也称非典型增生、异形增生等。

不典型增生是癌前病变的形态学表现。食管的鳞状上皮和胃黏膜组织的腺上皮均可出现不典型增生。及时发现和治疗这些非典型增生，可预防相应部位癌的发生。但必须指出，并非所有癌前病变都必然转变为癌，也不是所有的癌都可见到明确的癌前病变阶段。

医学认为，不典型增生是恶性肿瘤形成过程中的一个阶段，应该重视但不必紧张。

国外曾有研究报告，胃上皮不典型增生，轻度者89%可恢复，9%进展为中重度；中度不典型增生者约57%可恢复，22%维持原状；重度者只30%可恢复，70%多在2年左右发展为早期癌，故需积极处理和密切观察。

三、不典型增生的防治要点

（1）应根据不典型增生的部位或脏器去除诱因，如烟、酒，辛辣、过烫刺激物，及有损害性的药物，还要注意环境污染及致癌物。（2）消除炎症如萎缩性胃炎，有幽螺菌感染者应根除治疗。（3）保护黏膜，减少刺激，如反流性食管炎、胃溃疡等应积极治疗。（4）经常服用维生素，进食新鲜蔬菜、水果等有助抗癌食物。

四、什么是巴雷特食管

食管下段的鳞状上皮被柱状上皮覆盖，称Barrett食管，又称巴雷特食管。Barrett食管的发病年龄分布曲线呈双高峰，第一高峰在0～15岁，另一高峰在48～80岁，但临床上多见于中、老年人。Barrett食管的发病男性多见，男女的比例为3：1～4：1。病人仅有食管下端的柱状上皮化生，一般无症状，故大多数病人可终生不出现症状。Barrett食管的症状主要是胃食管反流及并发症所引起的，胃食管反流症状为胸骨后烧灼感、胸痛及反胃，临床出现典型烧心及反胃才去就诊，部分因食管狭窄或癌变出现吞咽困难为首诊主诉症状。胃镜表现上，Barrett食管患者在胃食管交界上方出现颗粒状、红色的柱状上皮区，并可出现反流性食管损伤的征象。活检可证实并找到柱状上皮化生。

五、巴雷特食管需要治疗吗

Barrett食管的治疗目的是控制胃食管反流，缓解症状，防治并发症及减少恶性变的危险。内科治疗为Barrett食管的首选治疗方法。无主诉症状及无并发症者，无须外科治疗，主要是改变不良生活习惯，例如应减少摄入刺激性饮食，抬高床头，戒烟戒酒，忌吃抑制食管下括约肌张力的巧克力等食物，避免身体超重。药物治疗多选择H_2受体拮抗剂和质子泵抑制剂，辅以促胃动力药治疗。对于药物治疗无效，定期随访胃镜可见病变进展，并且有重度不典型增生的患者，内镜下病变的切除亦是较好的治疗方式之一。

六、腺瘤、不典型增生和高级别瘤变有什么区别

腺瘤为腺上皮发生的良性肿瘤。食管腺瘤是食管良性肿瘤之一。食管良性肿瘤很少见，在食管肿瘤中仅占 1%。发病年龄较食管癌小，症状进展缓慢，病期长。肿瘤呈圆形、椭圆形或马蹄形，有完整的包膜，质坚韧，切面呈灰白色，有旋涡状结构瘤块，直径 2~5 cm，但有时可达 10 cm 以上，包绕长段食管。临床上无症状，瘤体又很小时可定期随诊观察。瘤体较大，临床上呈现症状或虽无症状但发现肿瘤后引致病人心情忧虑不安者，可考虑行内镜下切除治疗。

胃腺瘤是指发生于胃黏膜上皮细胞，大都由增生的胃黏液腺所组成的良性肿瘤。一般均起始于小凹部，从黏膜表面向外生长。胃腺瘤可发生于任何年龄，多见于 40 岁以上的男性，在萎缩性胃炎、胃酸缺乏及恶性贫血患者中发生率较高。多发生于胃窦部，基底常有蒂，可单个或多个存在。肉眼观察腺瘤呈息肉状，故又称腺瘤样息肉。该病早期无症状，当有并发症时，可有上腹不适、隐痛、恶心、呕吐及出血。幽门部带蒂腺瘤可经幽门管进入十二指肠，而出现间歇性幽门梗阻，甚至可发生胃十二指肠套叠。患者可有贫血及粪便隐血试验阳性。诊断主要依靠胃镜检查。胃镜检查不仅对腺瘤的部位、形态、大小及数目做出诊断，还可通过活组织检查明确有无恶变。

不典型增生和高级别上皮内瘤样病变：食管黏膜和胃黏膜组织长期受到慢性刺激可出现不典型增生。不典型增生为正常组织和癌组织的中间状态，分为轻度、中度和重度。早期控制相应的刺激因素可终止甚至逆转轻、中度不典型增生的病理过程，一旦进展到重度不典型增生阶段，癌变的几率将明显增加。上皮内瘤变分为低级别上皮内瘤变和高级别上皮内瘤变。低级别上皮内瘤变是指结构和细胞学异常限于上皮的下半部，相当于轻度和中度异型增生。高级别上皮内瘤变则指结构和细胞学异常扩展到上皮的上半部，乃至全层，相当于重度异型增生和原位癌。那些形态学上缺乏浸润进入黏膜下层依据的癌都归入高级别上皮内瘤变。高级别上皮内瘤变具备与肿瘤细胞相类似的生物学特征，有发展为肿瘤的潜在趋势，采取相应干预措施可使其发展停止，甚至逆转。目前推荐内镜下 ESD 手术微创治疗高级别上皮内瘤变。

七、幽门螺杆菌感染

幽门螺杆菌（Helicobacter Pylori，简称 HP）是微需氧菌，环境氧要求 5%~8%，在大气或绝对厌氧环境下不能生长。幽门螺杆菌感染是慢性活动性胃炎、消化性溃疡、胃黏膜相关淋巴组织（MALT）淋巴瘤和胃癌的主要致病因素。1994 年世界卫生组织 / 国

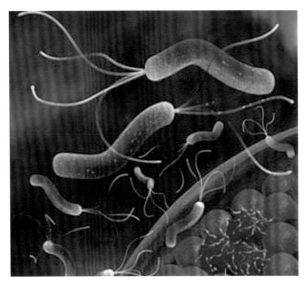

际癌症研究机构（WHO/IARC）将幽门螺杆菌定为Ⅰ类致癌原。巴里·马歇尔（Barry J. Marshall）和罗宾·沃伦（J. Robin Warren）关于它的研究获得了2005年诺贝尔生理学和医学奖。

幽门螺杆菌的传染力很强，可通过手、不洁食物、不洁餐具、粪便等途径传染，所以，日常饮食要养成良好的卫生习惯，预防感染，忌烟、酒、咖啡及辛辣刺激食物。同时在治疗HP时，上述不浪习惯或食物可降低某些药物的生物活性从而减低治疗效果。感染HP后大多数患者表现隐匿，无细菌感染的全身症状，也常无胃炎的急性期症状，临床上患者往往以慢性胃炎、消化性溃疡等表现就诊。从吞食活菌志愿者试验结果可见，感染先引起急性胃炎，未治疗或未彻底治疗，而发展为慢性胃炎。现在医学界有以下共识：HP肯定是慢性胃炎的致病菌，与溃疡病和胃癌的关系也极为密切。HP是引发慢性胃病的罪魁祸首。

八、幽门螺杆菌感染后如何检测

1. 呼气检测仪检查

这是幽门螺杆菌检测的最先进设备之一，不需插管，只需轻轻吹一口气，就能查出胃病致病"元凶"幽门螺杆菌的感染。该法简便、快速，准确性高，无创伤，无交叉感染。

2. 免疫学检测

通过测定血清中的幽门螺杆菌抗体来检测幽门螺杆菌感染，包括补体结合试验、凝集试验、被动血凝测定、免疫印迹技术和酶联吸附测定等。

3. 细菌的直接检查

通过胃镜检查钳取胃黏膜做直接涂片、染色，组织切片染色及细菌培养来检测幽门螺杆菌。

九、感染 HP 后如何治疗

治疗方案的选择原则是：采用联合用药方法；幽门螺杆菌的根除率＞80%，最好在90%以上；无明显副作用，病人耐受性好；病人经济上可承受。判断幽门螺杆菌感染的治疗效果应根据幽门螺杆菌的根除率，而不是清除率。根除是指治疗终止后至少在一个月后，通过细菌学、病理组织学或同位素示踪方法证实无细菌生长。

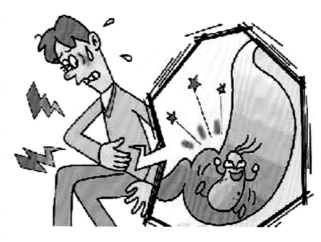

根除幽门螺杆菌前应先注意口腔卫生。使用一段时间漱口水和抑菌牙膏，修复口腔问题如蛀牙、牙垢、牙结石等。可以先更换牙具，牙具不要放在卫生间内，要放在阳光可以照射到的地方。无窗子的卫生间要定期紫外线灯照射30分钟以上以杀菌消毒，口杯、水杯、不锈钢保温杯不要混用，并且经常要蒸煮消毒，特别是在药物治疗期间，分餐消毒碗筷。

目前国内外常用的抗幽门螺杆菌药物有胃复春片、羟氨苄青霉素、甲硝唑、克拉霉素、四环素、强力霉素、呋喃唑酮、有机胶态铋剂（de-nol）等。溃疡病患者尚可适当结合应用质子泵抑制剂加上两种抗菌素。疗程一般为10天。由于治疗幽门螺杆菌感染抗菌方案的广泛应用，有可能扩大耐药性问题的产生。因此，将来替换性的治疗或预防策略，如疫苗预防或免疫治疗的研究是值得重视的。

十、什么是慢性胃炎

慢性胃炎系指不同病因引起的各种慢性胃黏膜炎性病变，是一种常见病，其发病率在各种胃病中居首位。自胃镜广泛应用以来，对本病认识有明显提高。常见慢性非萎缩性胃炎和慢性萎缩性胃炎。后者黏膜肠上皮化生，常累及贲门，伴有 G 细胞丧失和胃泌素分泌减少，也可累及胃体，伴有泌酸腺的丧失，导致胃酸、胃蛋白酶和内源性因子的减少。

十一、常见慢性胃炎病因

（1）幽门螺杆菌感染：多见于急性胃炎之后，胃黏膜病变经久不愈而发展为慢性浅表性胃炎。（2）刺激性物质：长期饮烈性酒、浓茶、浓咖啡等刺激性物质，可破坏胃黏膜保护屏障而发生胃炎。（3）药物：如保泰松、消炎痛、辛可芬及水杨酸盐、洋地黄等可引起慢性胃黏膜损害。（4）口腔、咽部的慢性感染。（5）胆汁反流：胆汁中含有的胆盐可破坏胃黏膜屏障，使胃液中的氢离子反弥散进入胃黏膜而引起炎症。

十二、慢性胃炎的临床表现

慢性胃炎缺乏特异性症状，大多数病人常无症状或有程度不同的消化不良症状，如上腹隐痛、食欲减退、餐后饱胀、反酸等。慢性萎缩性胃炎患者可有贫血、消瘦、舌炎、腹泻等，个别病人伴黏膜糜烂者上腹痛较明显，并可有出血，如呕血、黑便。症状常常反复发作，无规律性腹痛，疼痛经常出现于进食过程中或餐后，多数位于上腹部、脐周，部分患者部位不固定，轻者间歇性隐痛或钝痛，严重者为剧烈绞痛。

十三、慢性胃炎的诊断方法

胃镜和病理活检是诊断慢性胃炎的主要方法。非萎缩性胃炎常以胃窦部最为明显，多为弥漫性胃黏膜表面黏液增多，有灰白色或黄白色渗出物，病变处黏膜红白相间或呈花斑状，似麻疹样改变，有时有糜烂。慢性萎缩性胃炎的黏膜多呈苍白或灰白色，亦可呈红白相间，白区凹陷；皱襞变细或平坦，由于黏膜变薄可透见呈紫蓝色的黏膜下血管；病变可弥漫或主要在胃窦部，如伴有增生性改变者，黏膜表面颗粒状或结节状。活检标本做病理学检查，判断慢性浅表性胃炎、慢性萎缩性胃炎、肠上皮化生、异型增生。

十四、慢性胃炎需要治疗吗

慢性胃炎治疗首先要改变不良生活方式，根除 HP，适当饮用抑酸药物及配合胃黏膜保护剂治疗。需要重视慢性萎缩性胃炎的治疗。部分慢性萎缩性胃炎患者，尤其是伴有重度不典型增生的慢性萎缩性胃炎有较高的癌变率。对于有合并幽门螺杆菌的患者可采用根除率高的抗 HP 治疗方案，部分患者可配合服用叶酸、胃复春等药物延缓或阻止疾病进展。对于萎缩性胃炎伴有重度不典型增生表现的患者可考虑内镜下病变切除术，阻止疾病的进展。

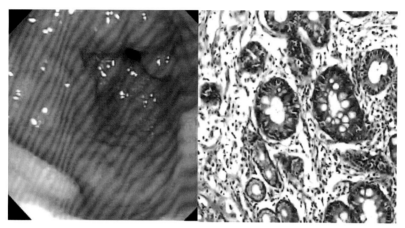

图 7-1　慢性萎缩性胃炎胃镜下表现及病理切片

（雷晓毅）

第八章　专家点评①：刘明教授教你

识别食管癌和胃癌

食管癌和胃癌均为常见癌症，在我国分别位居癌症排位的第六位和第四位。我国食管癌每年平均病死约 15 万人，每年我国新发现 40 万胃癌患者，每年死于胃癌的人数约20 万，发病率存在明显地区差别。一般多于中年以后发病，但有年轻化趋势，30 岁左右的年轻胃癌患者已非少见。近年来青年人和 65 岁以上的老年人胃癌发生率呈上升趋势。

早期食管癌及胃癌由于病变浅，累及范围小，大多数没有明显症状。少数患者因为有非特异症状或者食管及胃部不适时行胃镜检查而被偶然发现。大多数患者都是在有明显症状时，如进行性吞咽困难、胸骨后疼痛、上腹部痛胀、恶心、呕吐、呕血、黑便、食欲不振、消瘦、乏力、贫血等表现时才去医院就医，一旦行胃镜检查多属于癌症中晚期，丧失最佳治疗时机，往往预后不良，寿命有限，5 年后存活者较低。因此如何早期发现及诊断食管癌和胃癌是提高治愈和改善预后的关键。

如果出现以下情况，就要提高警惕，及时到医院找消化专科医师就诊，及时做胃镜检查，以明确有无患早期食管癌：不论男女，年龄 40 岁以上，近期出现咽喉部异物感，胸骨后不适或者隐痛，尤其是在进食时较明显，或者特别是进食硬性固体食物时有哽噎感者。

早期胃癌病人症状往往不明显，但部分病人还是有一定的异常感觉的，主要是一些常见消化道疾病症状，类似一般胃炎症状。如：

1. 剑突下（心窝部）隐隐作痛，与进食没有明显关系，安静休息时容易表现出来。

2. 上腹部饱胀感，于进食时更明显，通常进少量食物即有饱胀感，病人不再多想进食，且常伴有嗳气和恶心。由于位置多在剑突下或偏右的地方，因此有时会被误诊为胆囊疾病。

3. 厌食感，约有 50% 的病人出现对原来爱吃的食物转而突然厌恶的现象。由于厌食而进食少，病人可在短期内很快消瘦下去。

4. 少数病人早期也可有黑便的情况。

以上的轻微症状缺乏特异性，往往会被误认为是慢性胃炎而未能引起病人和医生双方的重视而误诊。在胃疼、胃区不适或消化道不适的时候，应该及时去医院消化科就医，搞清病因。尤其是对年龄在 40 岁以上突然出现上述症状的男性更应及时做胃镜检查以早期发现病变，通过对所见的可疑病变实施活组织取样病理学检查而确诊，从而得到早期及时手术治疗，获得长生存率，甚至治愈。

对那些生活无规律，工作紧张繁忙，且长期吃腌制品或发霉食物的人，及有胃溃疡、萎缩性胃炎、胃息肉等称为癌前期病变病史的人群或者有胃病家族史，又反复出现胃痛症状的人群，应提高警惕，及时体检，定期进行胃镜检查实施排查。

不久的将来，对无症状高危人群进行大范围的胃镜普查可以明显提高早期食管癌和胃癌的诊断率。随着胃镜检查技术的进一步普及，以及现代消化内镜诊断技术的不断改进与提高，如放大内镜技术、电子染色技术及高清内镜系统等的应用，早期食管癌和胃癌的检出率也将逐年提升。

总之，食管癌和胃癌早期发现和早期诊断是早期治疗的基础，也是大幅度降低食管癌和胃癌死亡率的最关键一环。

第九章　胃镜检查——早癌诊断的理想选择

一、哪些人需要做胃镜，胃镜有什么作用

　　一般来说，有上腹部不适症状的人群都需要胃镜检查，包括反酸、嗳气、上腹疼痛、原因不明的食欲减退和呕血、吞咽不畅或进食有阻塞感、上腹部包块，以及短时间内体重减轻等；另外还包括胃和食管手术后的患者定期复查。一方面，胃镜可以发现萎缩性胃炎、胃息肉、胃十二指肠溃疡、反流性食管炎、食管癌、胃癌等，并能够取出标本进行病理学诊断。另一方面，如果发现胃和十二指肠息肉还可通过胃镜下治疗，免受开腹手术之苦。对于早期发现的肿瘤，胃镜也可以做根治性切除。

　　胃癌是目前严重危害我国人民健康的疾病之一。据统计，胃癌居我国居民各类肿瘤发病率的第二位，对于胃癌的治疗，早期发现尤为关键。早期胃癌治疗的生存率可达90%，而且50%的早期胃癌可接受内镜治疗，避免外科手术。但是，多数早期胃癌没有独特的表现，只有通过胃镜检查才能得到确切的早期诊断。内镜下治疗是胃癌治疗的革命性突破。

二、早期诊断消化肿瘤有什么意义

　　消化道肿瘤的死亡率较高与患者获得诊断时的分期较晚有关。在欧美和日本等发达国家，消化道早期肿瘤的诊断比例可达 30%~50%，而我国一直徘徊在 10%~15%。近几年，消化内镜技术的发展为我们诊断和治疗消化道早癌提供了有效武器。在我国，胃癌为恶性肿瘤死亡病因的首位，占恶性肿瘤死亡人数的 23.03%，每年约 16 万人死于胃癌。如何能够将肿瘤"扼杀"在早期，是每个医生都在思考的问题。消化内镜新技术如染色技术、NBI 和放大内镜的应用，让消化科医生如虎添翼。

三、胃镜是什么样的检查仪器

随着医学科学技术的不断进步，电子胃镜检查已广泛应用于临床。电子胃镜是胃部疾病最直观的检查方法，尤其是诊断食管、胃早期肿瘤的最理想的医疗仪器。通俗地讲，胃镜就是在一根软管的头端安装一个小摄像头，把上消化道内部黏膜情况放映在显示器上供医生诊断，软管内还可以伸入小活检钳，为可疑病变取样做病理检查分析。传统的电子内镜使用氙灯作为照明光，这种被称为"白光"的宽带光谱实际上是由 R/G/B（红／绿／蓝）三种光组成的，其波长分别为 605 nm、540 nm、415 nm。目前，我们把这种应用"白光"的宽带光谱的传统内镜称为常规内镜。常规胃镜

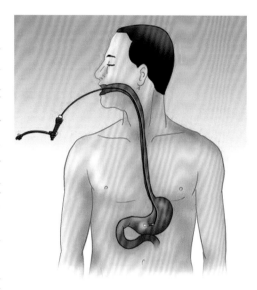

是目前对胃病最有诊断价值和最常用的方法。它具有视野广、检查安全、图像直观，诊断准确、及时，资料可靠，治疗方便等特点，可用于诊断胃溃疡、胃炎及十二指肠和食道的疾病。检查时，医生直接将镜身从患者口腔送入，经食道到达胃腔内。这样就能直接观察到胃内黏膜的情况，清楚地看到有无溃疡，有无出血，鉴别良、恶性溃疡，辨别是胃息肉还是胃癌等。胃镜检查时，还能采取活组织进行病理检查（又叫胃黏膜活检），便于明确诊断，大大提高了早期胃癌的检出率。胃镜不仅用于诊断，还可用于治疗，如发现胃出血时，可用微波或激光止血，也可对出血的部位直接喷洒孟氏液或凝血酶止血，使病人免受开刀之苦。另外，胃镜还具有送水、吸水、送气、抽气等功能。

四、做胃镜痛苦吗

很多患者朋友认为胃疼是小病，把吃点药症状减轻作为治愈标准，对做胃镜检查一拖再拖，而病情则三番五次发作，愈演愈烈，往往直到出现并发症状时才下决心检查，而这时胃病往往已进展为恶性病变晚期，患者常常后悔莫及。究其原因是人们把做胃镜的不适感"妖

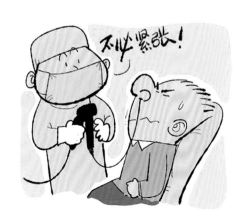

魔"化，使病人惧怕胃镜检查。大部分患者想到要将胃镜这么粗的管子从嘴巴伸进胃里就惊恐不已。其实随着医疗技术的迅猛发展，胃镜像血、尿常规一样已经是一项普及性的常规检查，胃镜管径逐渐减小，管体更加柔软，检查给病人带来的痛苦越来越小，是一种方便、可靠、有效的临床检查手段。做胃镜最难受的是胃镜管摩擦咽喉而产生的疼痛感和恶心感。害怕做胃镜只是一种心理作用，只要彻底放松，做深呼吸，与医生很好配合，都能够顺利完成。直径 5 mm 的鼻胃镜以及静脉麻醉胃镜已经实现了胃镜检查无痛化。所以患者出现胃、食管、背部不适时，一定要及时根据病情和医生建议进行胃镜检查，千万不要等到病情恶化时才考虑做胃镜。

五、做胃镜为什么要取活检

很多做过胃镜的人都知道，在做胃镜检查时，医生除了会用胃镜观察以外，还常常会给患者进行活检病理检查，那么为什么要进行活检呢？活检又是怎么回事呢？胃黏膜活检在医学中属于病理学的一种检查方法，主要是研究食管、胃、十二指肠疾病的病因、发病机制、形态结构改变以及由此而引起的一些功能变化。与其他病理学检查不同的是，胃黏膜活检是在胃镜出现以后才得以快速发展起来的一门技术。因为只有通过胃镜才能比较简便、快速、准确地取得食管、胃、十二指肠黏膜标本，并对其进行病理学检查，胃镜诊断提供病理依据，对于鉴别病变的性质起着决定性作用。对于恶性病变可以确定浸润的范围、类型；对于慢性胃炎可以确定胃炎的类型、严重程度、病情判断；对于溃疡病、隆起性病变可以了解其性质；对于肠化生、不典型增生可以定期复查，了解病情进展情况。

六、检查前需要做哪些准备

（1）一般患者检查前禁食、禁水 6 小时，吸烟者最好检查当天禁烟，减少胃液分泌，便于观察。特殊患者的准备：钡剂检查后 3 天方可进行胃镜检查，以免影响视野；胃潴留者，应先洗胃或做胃肠减压术。

（2）检查前口服利多卡因胶浆，目的是咽部麻醉及润滑作用，并能显著去除胃内的泡沫，以便检查时视野清晰。正确口服胶浆的方法为：打开药瓶蓝盖，以吸管服用药物，头后仰含服 2 分钟，然后缓慢吞下，如有咽部异物感，嘱其深呼吸，以减少不适感。

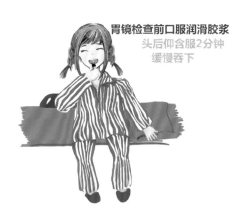

胃镜检查前口服润滑胶浆
头后仰含服2分钟
缓慢吞下

胃镜检查体位
左侧卧位

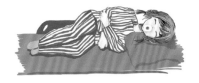

轻咬牙垫，嘴角略低
口水自流到口水垫

勿咽口水，以免呛咳！

七、检查时怎么配合医生

（1）体位。左侧卧位，双腿微曲，松开衣领，取下义齿（假牙）及眼镜，头部略向后仰，使咽喉部与食管成一直线。轻咬住牙垫，颌下放置棉垫或口水袋。

（2）常规心电监护。精神放松，做深呼吸动作，配合医师检查。进镜时配合吞咽动作，待胃镜过咽喉部后用鼻深吸气，嘴角略低，任唾液自然外流，防止误咽导致呛咳。

八、检查后需要注意什么

（1）清理分泌物，候诊室休息等待结果。因利多卡因胶浆局麻作用约持续1小时，故应等待1小时后方可正常进食。为防止吞咽不适或呛咳，饮食宜温凉流质或半流质，可减少粗糙食物对胃黏膜创面的摩擦。部分患者可能会出现短暂的咽痛及咽喉壁异物感，必要时含服润喉片可以缓解不适感。

（2）活检的患者进食时间应延长至2小时，特殊情况应遵照医嘱执行。如有腹痛、黑便等情况应及时到医院就诊。

九、为什么要复查胃镜

胃病包括慢性浅表性胃炎、慢性萎缩性胃炎、胃溃疡、十二指肠溃疡等。这些"老胃病"可能曾经用胃镜检查已明确诊断，但为什么经过一段时间后还要进行胃镜检查呢？这主要基于以下几方面的原因：（1）胃镜检查直观、准确。胃镜检查操作者通过胃镜可直接用肉眼观察到病人胃黏膜的改变，包括黏膜充血、水肿、病变范围及性质等情况。一般情况下通过胃镜检查可直接得出明确诊断，并且可对不能明确诊断的病灶部位在直视下准确地进行病理取材，做组织学检查。因此胃镜对胃病诊断的准确性是目前任何其他检查方法所不能代替的。（2）观察胃病进展或疗效情况。慢性胃病诊断确定后经过治疗一段时间后，需要了解病情变化情况，是加重还是好转，除根据自觉症状外，最可靠的依据是胃镜复查。（3）观察并发症。"老胃病"患者可能会出现这种或那种并发症。如溃疡病可能出现幽门梗阻、上消化道出血或癌变等。临床上如怀疑病人有并发症可能均应进行胃镜检查，以明确诊断，并且有时可进行内镜治疗。（4）追踪癌前疾病和癌前病变。胃溃疡、萎缩性胃炎、残胃（胃大部切除术后）、胃息肉及肠化生、不典型增生因有发生胃癌的可能，故称为癌前疾病和癌前病变。这类疾病均有定期胃镜复查的必要。尤其是伴有中度与重度胃黏膜不典型增生的患者，临床上更需要定期复查胃镜。对胃癌前疾病和癌前病变进行内镜追踪观察、活检及细胞学检查，以发现无症状的早期胃癌，对防癌有重大意义。

十、什么是无痛胃镜，为什么推荐无痛胃镜检查

无痛胃镜的方法是：麻醉医生采用静脉推注麻醉药的方式，使受检查者在检查期间处于一种安静的浅睡眠状态，检查结束即可苏醒，从而有效地避免发生恶心、呕吐、疼痛导致的各种不良反应。检查结束后观察30分钟，受检查者完全清醒，生命体征平稳，即可在家属的陪同下回家。这种技术的运用不但避免了患者的恐惧与痛苦，又利于医生进行深入细致的检查，减少漏诊。

但是，对严重高血压、心脏病、部分呼吸系疾病和部分脑血管疾病的病人，做无痛胃镜前需进行相应评估，避免静脉麻醉时血压波动及呼吸抑制而发生危险。因此，常规无痛胃镜之前，需要检查心电图，并由专业的麻醉医生进行评估及术前谈话，并签署知情同意书之后方可进行检查。

十一、除了常规胃镜还有其他的胃镜诊断技术吗

目前的内镜诊断新技术主要指染色、放大和NBI。消化内镜的发明和临床应用是近代胃肠病学发展史上的重大突破。经过一个多世纪的发展，消化内镜经历了硬式内镜、半可屈式内镜、纤维内镜（软质镜）及电子内镜和超声内镜的四代变革，已从单纯诊断

的初期阶段进入融诊断、治疗于一体的微创介入技术的高级阶段，各种新型的功能各异的上消化道、下消化道、胆道、放大、超声等电子内镜以及胶囊内镜，显著提高了消化系统疾病的诊治水平。目前我们常用的用来提高内镜诊断率的新技术主要包括染色内镜、电子染色技术、放大内镜等。

（栗　华　李秀梅）

第十章 内镜的新武器

一、放大内镜

在进行内镜检查时，为了更好地观察消化道黏膜病变的细微结构，如病灶腺管开口的形态和微血管的改变，提高对消化道病变的检出率，1967 年日本在纤维内镜的基础上生产了特殊类型的内镜——放大内镜。近年来，随着电子内镜技术的发展，放大内镜已经逐步实现了电子化、数字化、可变焦、高清晰及良好的操控性，逐步在临床上得到推广和应用。目前大部分消化道黏膜病变都能通过电子胃镜诊断，但是一些黏膜的微小病变，仍难以确诊，放大内镜正好填补了这个空缺。目前的电子放大内镜放大倍数可达100 倍左右，其放大倍数介于普通内镜和显微镜之间，可以清晰显示消化道黏膜腺管开口和微血管等微细结构的变化，结合染色内镜或窄带成像，能进一步提高消化道微小病变的早期诊断率。放大内镜诊断主要涉及两个方面：①定性诊断：鉴别正常上皮、过形成上皮、组织异型程度和上皮性肿瘤（腺瘤和癌）。②范围诊断：判断癌浸润深度和范围，为内镜下黏膜切除、黏膜剥离或外科手术之间的界限提供一个较为客观的依据。

放大内镜在食管早癌诊断中的应用，主要是连续观察黏膜下血管到上皮乳头内毛细血管环（Intra-Papillary Capillary Loop，IPCL）的变化。早期食管癌可见上皮乳头内毛细血管环的扩张、蛇行、口径不同，形状不均。这是黏膜内癌的特点。癌浸润到黏膜下层时上皮乳头内毛细血管环几乎完全破坏、消失，出现异常的肿瘤血管。异常血管的出现是癌浸润到黏膜下层的特征。

放大内镜在胃疾病中的应用主要是观察胃小凹和黏膜微血管的形态结构。普通内镜对于早期胃癌（Early Gastric Cancer，EGC）的诊断有一定的难度，放大内镜下，早期胃癌比较有特征性的改变是胃小凹呈条纹状、网络状，局部微血管改变表现为紊乱的肿瘤血管的出现和集合静脉、真毛细血管网的消失（图 10-1）。

在普通内镜下，正常结直肠黏膜呈粉红色，肠壁表面光滑无绒毛，黏膜下血管走行纹理清楚，结肠肠壁有隐窝形成并存在大量腺管开口，但普通内镜较难观察。用放大内镜观察结直肠黏膜的隐窝形态（pit pattern）有助于判断病灶良恶性和浸润程度。

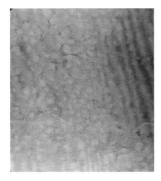
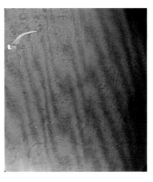
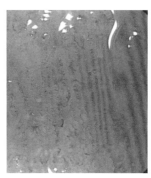

<table>
<tr><td>胃小凹呈条纹状、网络状</td><td>出现紊乱的肿瘤血管</td><td>真毛细血管网消失</td></tr>
</table>

图 10-1　早期胃癌的胃小凹改变

二、超声内镜

超声检查是患者平时常常能接触到的一种检查，通常情况下，超声检查是一种无创检查，通过探头紧贴腹壁，就可以对腹腔内的脏器进行检查。但常规超声往往因为受到胃肠道内气体的干扰，难以对消化道进行检查。超声内镜是将超声探头置于内镜前端，或者通过内镜钳道置入超声探头，当内镜进入消化道后，进行实时腔内超声扫描。超声内镜探头的频率范围为 5 ~ 30 MHz，其分辨率较体表超声高，但穿透距离小。

目前常用的超声内镜有超声胃镜、超声十二指肠镜、超声结肠镜，还有可从一般内镜活检孔道插入的超声小探头，可用于消化道壁微小病变或黏膜下病变的诊断；也可通过十二指肠乳头进入胆胰管进行胆胰管内超声检查，还有专用于在内镜超声引导下穿刺胸腹腔脏器的病灶，进行细胞学及组织学检查的超声内镜。近年来，彩色多普勒技术也应用于超声内镜，成像更为清晰，并且可以扫描动、静脉的血流情况。随着电子技术的进步，超声扫描后实时的三维重建技术也逐渐应用于临床。

EUS 可以清楚地显示消化道管壁三强两弱的回声结构，可以鉴别病变是来源于黏膜层、黏膜下层还是壁外生理性或病理性压迫，准确率可达 95% 以上（图 10-2），通过五层结构中任一层次的中断及异常变化情况可判断消化道肿瘤浸润的深度；超声内镜还能够帮助判断腔外淋巴结的肿大情况。另外 EUS 与 FNA 的联合应用，使鉴别肿瘤良恶性的准确率大大提高，并且使肿瘤术前 TNM 分期成为可能。

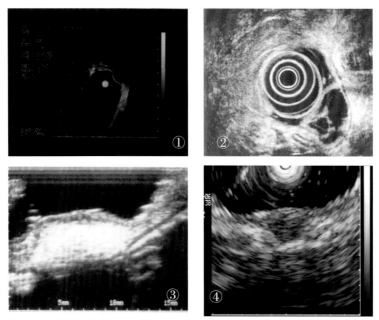

①直肠间质瘤或平滑肌瘤，起源于固有肌层；②结肠囊肿，起源于黏膜下层；
③结肠脂肪瘤，起源于黏膜下层；④直肠类癌，起源于黏膜肌层

图10-2　超声内镜诊断占位来源层次

三、色素内镜

　　色素内镜也称染色内镜，可以通过各种途径（例如口服、直接喷洒、注射）将色素导入要观察的黏膜，使得病灶与正常黏膜颜色的对比更加明显，从而有助于对病变的辨认。结合放大内镜，观察病变腺管开口的形态、微血管的分布，对早期黏膜病变的诊断率优于普通内镜。目前常用染色包括食管碘染色和胃肠道的靛胭脂染色。

　　食管的碘染色原理与化学实验课上用碘液给馒头片染色一样，碘液遇到了正常食管细胞里的糖原，会呈现出深褐色，但是癌变或不典型增生的黏膜细胞因代谢旺盛，细胞内糖原明显减少或消失，遇碘溶液不着色或淡染，就会显示为不染区或淡染区（图10-3）。碘染色在食管的内镜检查中较为常用，染色后可指导活检，提高早期食管癌检出率。

　　靛胭脂又称靛红、靛卡红、靛蓝二磺酸钠，是一种黏膜非吸收性染色剂，染色后，深蓝颜色充填到平坦溃疡的缝隙、糜烂灶、黏膜皱襞、隐窝等，可将病变的范围及表面形态清楚的显示出来，能提高平坦型和凹陷型癌以及其他病变的观察效果，而且由于靛

胭脂是非吸收性染色剂，当视野不清或染色效果不佳时，可以冲洗后，再进行染色，以获得理想的染色效果，结合放大内镜可以对病变腺管开口形态进行观察，判断腺管开口的类型，以辨别是否为肿瘤性病变。（见图10-4）

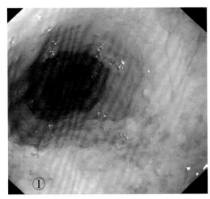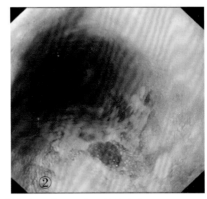

①食管中段黏膜粗糙，颗粒样增生；②染色后病灶不染，边界清晰

图 10-3　早期食管癌碘液染色

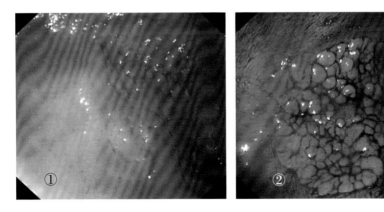

（侧向发育性肿瘤，LST）①直肠颗粒样扁平隆起，边界不清；②染色后病灶及边界清晰

图 10-4　直肠扁平息肉靛胭脂染色

（陈巍峰　胡健卫）

第十一章　食管癌和胃癌的预防

一、如何预防食管癌和胃癌

食管癌、胃癌的发生是一个多因素过程，与宿主因素、幽门螺杆菌感染以及环境因素（如饮食）的相互作用有关。在最终形成食道癌、胃癌之前，食管黏膜或胃黏膜经历炎症、萎缩、化生和异型增生一系列演变过程。

1. 改善饮食与生活习惯

（1）多摄入新鲜水果、蔬菜是预防食道癌、胃癌的保护性因素，果蔬中维生素 C 可能具有保护作用。腌制食品和饮食中的亚硝酸盐是潜在的致癌因素。现已知有近 30 种亚硝胺能诱发实验动物肿瘤。研究显示，熏制的鱼肉食物含大量强致癌物质 3，4– 苯并芘，油煎食物在加热过程中产生多环芳羟化合物，霉变的食物含较多的真菌毒素；长期摄入腌制、油炸、熏制、霉变食物易导致消化道肿瘤；流行病学证据提示大量摄入水果和蔬菜是预防胃的保护性因素。高植物性食物摄入量与男性胃癌危险降低有关；食道癌发生与缺少蛋白质和新鲜蔬菜水果有关；维生素 C 可能具有保护作用，因为它是一种重要的抗氧化剂，可抑制肿瘤细胞的有丝分裂活性而不影响正常细胞生长。（2）改变生活习惯。我国上海市嘉定区胃癌危险因素的病例对照研究（2012 年）提示，常吃宵夜，调料糖、料酒、味精使用较多，吸烟，饮酒，经常失眠，体力劳动强度过大，胃部疾病家族史、肿瘤家族史可增加患胃癌的风险；而多吃海产品，调料醋、辣椒、芡粉使用较多，经常散步，性格开朗则是胃癌的保护性因素。多因素分析结果发现，吸烟、常吃腌制食品、胃息肉患病史和家族肿瘤史是影响该区居民胃癌发生的主要危险因素，而常饮茶、多吃新鲜蔬菜、多吃豆类食品、性格开朗对于胃癌的发生有保护性作用。食道癌发生常与吸烟、嗜酒、嗜食烫的食物及食物粗糙有关。总之，预防食道癌、胃癌要从改变不健康的生活习惯做起。

2. 减少高盐摄入

动物模型研究显示，盐摄入具有引起胃炎和促进胃致癌原的作用。男女胃癌死亡率与钠和硝酸盐均显著相关，且与钠的关系较硝酸盐更强；高盐膳食会使胃内食盐浓度升高，直接损坏胃黏膜，增加其对致癌物的易感性，并使胃排空减慢，延长致癌物与胃黏膜的接触时间，从而增加罹患胃癌的危险。泡菜、酸菜等腌制食物也被证实含有大量强致癌物硝基化合物。

3. 积极治疗癌前疾病

患 Barrett 食管炎、白斑、息肉、憩室、贲门失弛缓症等的患者，由于组织学改变、功能变异、局部受刺激，容易恶化形成癌症，一定要密切观察、积极治疗，采取有效措施预防。胃癌发生一般过程：正常黏膜→慢性萎缩性胃炎→肠化生→不典型增生→癌变。积极治疗慢性萎缩性胃炎、肠化生、不典型增生、胃溃疡、胃大部切除术后、残胃炎等癌前疾病是预防胃癌发生的关键。早在 1994 年，世界卫生组织和国际癌症研究机构将幽门螺杆菌定为胃癌的一类致癌原，认定胃癌和幽门螺杆菌有直接关系。所以根除癌前疾病合并幽门螺杆菌感染十分重要。另外，胃癌早发现是改善疗效、提高生存率的关键，患有癌前疾病患者需定期复查胃镜。

二、警惕青年人食管癌和胃癌

我国是食道癌高发区，也是食道癌病死率最高的国家之一。食道癌往往与生活方式和环境因素有关，如吸烟、嗜酒、嗜食烫的食物及食物粗糙；而青年人中普遍存在不良生活习惯及生活方式，是造成食道癌发病率不断高企的重要原因。如青年人中存在如下症状：吞咽困难、反流、消瘦、贫血、胸痛、慢性咳嗽或者声音嘶哑、呕血、咯血等，应及时就诊，行胃镜检查。

据《2012 中国肿瘤登记年报》，19～35 岁青年胃癌发病率比 30 年前翻了一番。年轻人症状欠典型，在发病早期无症状或无特异性症状，患者一般不重视，就诊率低，确诊时大多已属中、晚期，失去了宝贵的治疗时机。青年胃癌多发与不良生活习惯有密切关系，如吸烟、嗜酒、较少进食水果蔬菜及嗜吃熏烤、腌制食物等。另外，生活无规律、工作生活压力大导致精神紧张，也是诱发胃部疾病的原因之一。

三、老年性食管癌和胃癌治疗方法的选择

1. 外科手术

手术切除是食道癌、胃癌的首选方法。手术适合于早期、无明显外侵或无远处转移。影响手术治疗预后的因素有：切除是否彻底、癌的分期、有无淋巴结转移及肿瘤外侵程度等。

2. 化学疗法

化疗通常用于不能手术或放疗的晚期病例，可缓解症状，减缓肿瘤生长。另外，术前化疗，可减轻肿瘤负荷，为彻底手术切除创造条件。

3. 放射线疗法

食道癌大部分为鳞癌，对放疗较敏感。放疗适合于晚期或早、中期不愿手术患者。可单独使用，也可以联合化疗使用，或者在手术后使用来尽量防止复发。

4. 内镜治疗

早期食管癌、胃癌，浸润程度局限于黏膜或黏膜下层，不伴淋巴结转移，可考虑内镜下黏膜切除术（EMR）或内镜黏膜下剥离术（ESD）。如食道癌伴吞咽困难，可行内镜下食道支架植入术，改善进食，增强营养。

5. 综合治疗

目前恶性肿瘤的治疗趋势为综合治疗，多学科合作，综合分析患者病情，采用个体化治疗方案，提高患者的生存期及生活质量。

（徐桂华）

第十二章 内镜黏膜下剥离术（ESD）

一、什么是内镜下黏膜剥离术（ESD）

为了达到大块、完整地切除黏膜肿瘤的目的，黏膜下剥离术（ESD）应运而生。它是指在内镜下，使用高频电刀与专用器械，将胃肠道病灶（包括胃肠道早期肿瘤）与其下方正常的黏膜下层逐步剥离，以达到将病灶完整切除的目的。1994 年日本国立癌症中心的医生们设计出一种带陶瓷绝缘头的切开刀（IT 刀），开始治疗早期胃癌，后来还用于切除巨大的结肠息肉。ESD 是由内镜下黏膜切除术发展而来的新技术，技术成熟，近年已逐渐成为治疗胃肠道早癌及癌前病变切除的有效方法。从此，内镜治疗由黏膜切除技术时代进入内镜黏膜下一次性整片切除时代。直到 2004 年，这项内镜技术才被正式命名为内镜黏膜下剥离术（ESD）。内镜黏膜下剥离术是近年来出现的一项新的治疗手段，在微创条件下通过内镜黏膜下剥离术可以大块完整地切除病变，同时一并"扫净"部分黏膜下病变，实现根治肿瘤的目的，起到微创治疗消化道早期癌症的效果。目前在日本绝大多数条件具备的医院已普遍开展内镜黏膜下剥离术，其已成为早期食管癌、胃癌和大肠癌的首选治疗方法。2006 年，复旦大学附属中山医院率先在国内开展 ESD 治疗消化道肿瘤，因其微创、安全、有效等，迅速在国内推广。

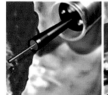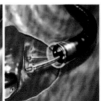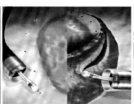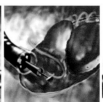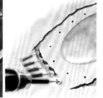

图 12-1 ESD 的特殊刀具

二、ESD 的适应症

对于没有淋巴血管转移的消化道黏膜局部病变，理论上都可以进行黏膜下剥离术治疗。现在主要用于如下治疗：（1）早期消化道癌。根据医生经验，结合染色内镜、放大内镜、超声内镜等检查方法，确定肿瘤局限在黏膜层和没有淋巴转移的黏膜下层，内镜黏膜下剥离术切除肿瘤，可以达到同外科手术一样的治疗效果。（2）食管、胃黏膜的黏膜内癌以及癌前病变如腺瘤性息肉，重度萎缩性胃炎并高级别上皮内瘤变，无淋巴转移的浸润黏膜下层浅层的早期癌，大肠巨大平坦息肉（≥ 2 cm 的息肉尤其是平坦息肉），推荐内镜黏膜下剥离术治疗，一次完整地切除病变。（3）黏膜下肿瘤。超声内镜检查发现的脂肪瘤、平滑肌瘤、间质瘤和神经内分泌肿瘤等，如来源于黏膜肌层和黏膜下层，通过内镜黏膜下剥离，可以完整剥离病变，但对来源于固有肌层的肿瘤，由于肿瘤较深，黏膜下剥离术剥离病变的同时，发生消化道穿孔的几率大，不主张强行剥离，有丰富内镜治疗经验的医生可以应用。2013 年复旦大学附属中山医院牵头制定了内镜黏膜下剥离术治疗消化道早癌的专家共识，从专业角度规范了哪些肿瘤可以内镜下切除。（见附件1）

三、ESD 的常见并发症有哪些

与其他内镜治疗一样，出血和穿孔是内镜黏膜下剥离术治疗的两大主要并发症。出血分为术中出血和术后出血，一般来说，术中多有少量出血，手术操作中必须随时止血，切除病变后，对创面也要给以彻底止血，并处理创面可见的小血管。术后出血通常表现为呕血或者解黑便，甚至鲜红色血便，一般术后一周左右出现，再次内镜检查往往可以止血。内镜黏膜剥离术治疗中不能剥离太深，以防发生穿孔，一旦发生较小的穿孔，可在内镜下用金属止血夹夹闭缝合穿孔。术后腹胀如没明显加剧，腹痛范围没有明显扩大，腹肌松软，一般不需要手术修补治疗。

四、ESD 是如何完成的

患者在麻醉下取左侧卧位，进行内镜下黏膜剥离术，整个过程可以大致分为以下几个步骤：

（1）标记切除范围：用染色剂（靛胭脂等）使肿瘤着色，确定肿瘤边界，再用针形刀或氩气刀在病灶边缘 0.2 ~ 0.5 cm 做间隔均等的点状灼烧标记一周。

（2）黏膜下注射：在病变周围沿标记点外侧黏膜下注射生理盐水或其他液体（内含染色剂），直到病灶明显抬起。

（3）切开病变外缘黏膜：应用特殊的刀具（如 DUAL、HOOK、IT 刀等），沿病灶标记点外缘切开黏膜层，使肿瘤与正常黏膜分离开。

（4）剥离病变：应用上述特殊的刀具，于切开的病灶黏膜下层组织进行切割剥离，将病变从其下方的正常组织上完整地切割分离下来。

（5）创面的止血处理：仔细检查切除的创面是否有出血点或裸露的血管，若有，均应用电凝器械对其进行凝固止血，直到确定不出血为止。

（6）切除的标本处理：将切除的病变黏膜标本展平，用大头针将标本边缘固定在泡沫板上，测量大小，用福尔马林液浸泡固定，送病理科检查。

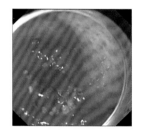
（1）标记切除范围

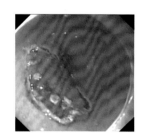
（2）沿标记切开黏膜层

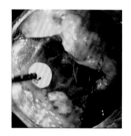
（3）分离黏膜下组织

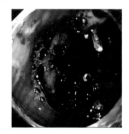
（4）创面止血

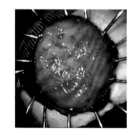
（5）标本固定处理

五、ESD 术后需要注意什么

ESD 术后饮食：①一般息肉切除当日流质饮食，观察三日无腹痛、黑便等症状可逐渐调整至半流质→软食→普通饮食。② POEM、ESD、ESE、STER 等治疗创面较大，手术时间较长，于当日禁食、禁水，次日无腹痛、黑便、发热等症状可进流质三天，术后两周半流质，同时根据医嘱口服胃肠黏膜保护剂和抗酸药。

ESD 术后一般要住院观察有无并发症，如出血，注意是否排黑便、呕血，观察血压、脉搏的变化，必要时查血常规，了解红细胞数量及血红蛋白含量。观察有没有腹痛，腹肌软硬及其范围，如果出现上述情况给以及时处理。术后次日，如果无腹痛腹胀可以下床活动，进软食，一两天后便可出院。两个月后复查内镜，了解伤口愈合情况，局部是否有肿瘤的残留和复发，如果没有，之后每年复查内镜一次，以便及时发现其他新生病变。如果肿瘤未能完全切除，或切除病灶界限不清，但无局部转移，术后三年内，每六个月内镜复查一次，以便及时发现病变是否局部复发。

六、如何看懂病理报告

ESD 切除的黏膜病变，一般分为肿瘤病变和炎性病变。世界卫生组织（WHO）已出版的《国际肿瘤组织学分类》中明确指出，包括消化道在内，还有子宫颈、阴道、泌尿道、前列腺、乳腺等器官中肿瘤统一采用"上皮内瘤变"取代原来所用"异型增生"名词。上皮内瘤变可作为"异型增生"的同义词，分为低级别和高级别上皮内瘤变，前者相当于上皮腺体轻度和中度异型增生，后者以前通常称为上皮重度不典型增生和原位癌。采用"上皮内瘤变"是强调癌前病变在发展为浸润性癌之前上皮细胞形态学改变的本质及其科学的概念，更正过去长期由于沿用重度异型增生、癌疑、原位癌、局灶癌、黏膜内癌、癌变趋势等名词所引起的治疗混乱及其带来的不良影响。高级别上皮内瘤变与重度异型增生、原位癌、局灶癌、黏膜内癌，还有其他癌疑、癌变趋势等都是一回事，应该只有一个名词，就是高级别上皮内瘤变。简而言之，对于消化道上皮内瘤变，不论低级别或高级别，只需经内镜完整或局部切除即可。

七、术后要放化疗吗

ESD 完整切除的病变属于上皮内瘤变，不突破黏膜固有层，经 ESD 切除就达到根治，无需追加手术及化疗。但有些早期癌已经突破黏膜固有层，成为浸润癌，浸润深度较浅，其周围的淋巴管及毛细血管没有癌细胞，被认为切除干净，也无需手术和化疗，但要定期（三个月至六个月）复查内镜，了解有无复发。如果浸润癌深度较深，肿瘤细胞分化程度低级甚至未分化或其黏膜下层淋巴管或毛细血管内见癌细胞，被认为切除不彻底，那么就必须追加手术和化疗。炎性病变为良性病变，ESD 切除后即达到切除目的，无需进一步治疗和严格复查。

八、哪些病人需要追加外科手术

ESD 切除时，出现如下情况，应追加外科手术：

（1）因病变过大或浸润过深，无法一次性完整切除。

（2）手术过程中出现穿孔，无法用止血夹修补或者出血不止，内镜无法控制。

（3）手术后病理出现浸润较深，并有淋巴管或毛细血管癌细胞。

（4）术后病理癌组织分化类型低级或者未分化，肿瘤恶性程度高。

（5）手术水平切缘或者切缘底面有癌残留（即切不干净）。

（6）手术水平切除缘或者切缘底面无癌残留即肿瘤被干净切除，在随访中出现复发不能内镜切除或发现淋巴结转移。

九、预后和随访指导

消化道早期癌为原位癌或中高分化癌浸润黏膜下浅层，无淋巴转移，经内镜切除或手术切除，5 年生存率和治愈率达到 97%。即便这样，早期癌经内镜切除后，仍然需要定期内镜复查，以便发现肿瘤是否复发或者有新生肿瘤。一般切除治疗后第一年内，三个月内镜复查一次，第二年每隔六个月内镜复查一次。若未见肿瘤复发和新生肿瘤，每年内镜复查一次。连续两年内镜复查结直肠正常，可放宽到 2～3 年复查内镜一次。

（陈进忠　庄惠军　吴建海）

第十三章 专家点评②: 陈进忠教授教你如何在胃镜下诊疗早期食管癌和胃癌

一、什么是早期食管癌和胃癌

早期食管癌: 指局限于食管黏膜和黏膜下层的肿瘤, 不伴淋巴结转移, 包括原位癌、黏膜内癌和黏膜下癌。原位癌系癌细胞位于食管黏膜上皮层内, 多局限于食管上皮腺导管基底膜以内。黏膜内癌系少数原位癌的癌细胞突破基底膜呈条索状或雨滴状侵入黏膜固有膜内, 或虽累及固有膜但是未穿透黏膜肌层。此型浸润范围小, 肉眼难辨。黏膜下癌, 癌细胞穿透黏膜肌层, 侵入黏膜下层, 但尚未累及食管肌层。此型病变范围较广, 浸润癌周围常有不同程度的炎症反应。

早期胃癌: 癌组织浸润仅限于黏膜层及黏膜下层者均属早期胃癌。判断早期胃癌的标准不是其面积的大小, 而是其深度, 有局部淋巴结转移者往往均属进展期胃癌。

二、食管癌和胃癌的主要症状

1. 食管癌主要症状

（1）早期: 症状常不明显, 有些病人在胃镜检查中发现微小病灶, 活检证实。有些在吞咽粗硬食物时可能有不同程度的不适感觉, 包括咽下食物哽噎感, 胸骨后烧灼样、针刺样或牵拉摩擦样疼痛。食物通过缓慢, 并有停滞感或异物感。哽噎停滞感常通过吞咽水后缓解消失。症状时轻时重, 进展缓慢, 症状发生的部位多与食道癌的病变部位一致。

（2）进展期: 进行性吞咽困难是食道癌此种分期的典型食道癌症状, 先是难咽粗糙的食物, 继则半流质, 最后水和唾液也不能咽下, 食道癌病人逐渐消瘦及脱水。

（3）晚期：是食管癌的治疗分期中最严重的阶段，病人出现明显消瘦、乏力、贫血及低蛋白血症等。如侵犯喉返神经，可发生声音嘶哑；侵犯肋间神经，引起持续性胸背部痛；如侵入气管则发生呛咳和肺部感染；癌肿侵犯主动脉可引起大出血。

2. 胃癌主要症状

（1）早期：症状常不明显，如捉摸不定的上腹部不适、隐痛、嗳气、泛酸、食欲减退、轻度贫血等，部分类似胃十二指肠溃疡或慢性胃炎症状，有些病人服用止痛药、抗溃疡药或饮食调节后疼痛减轻或缓解，因而往往被忽视而未做进一步检查。很多早期胃癌是通过筛查发现胃黏膜异常活检而证实的。

（2）进展期：随着病情的进展，胃部症状渐转明显，出现上腹部疼痛、食欲不振、消瘦、体重减轻、大便隐血阳性和贫血等。

（3）晚期：后期常有癌肿转移，出现腹部肿块，左锁骨上淋巴结肿大、黑便、腹水，严重营养不良，以及肺、脑、盆腔、骨髓等转移部位症状。

三、食管癌和胃癌的筛查

1. 食管癌的筛查

在食管癌高发区对 40～70 岁年龄段人群进行普查是实现"早发现、早诊断、早治疗"行之有效的途径。内镜检查辅以食管黏膜碘染色以及活检病理检查是诊断早期食管癌的最佳方法。但在经济落后地区，改进后的食管脱落细胞学检查，因其价廉、简便易行，可以作为食管癌的初筛方法，可疑阳性者再经内镜检查，活检病理证实。

2. 胃癌的筛查

既往的方法有：（1）胃癌标志物检测。目前应用较广泛的有癌胚抗原（CEA）、糖链抗原 19-9（CA199）、癌抗原 125（CA125）。（2）胃液或大便隐血实验。（3）胃气钡双重对比 X 线检查等。但是它们对早期胃癌诊断的敏感性和特异性均不够满意。因此，现在对 40 岁以上的男性（如嗜烟酒，则 35 岁就应注意）稍有上腹部不适，就应该建议到门诊做胃镜检查。此外，消化不良症状明显且持续时间较长，经治疗后症状改善不明显者，有慢性萎缩性胃炎、恶性贫血、胃息肉、残胃及良性胃溃疡等疾病者，也应格外重视。胃癌从早期发展到进展期约需要 3～4 年时间，因此，高危人群每 1～2 年要去做一次检查。

四、食管癌和胃癌的胃镜诊疗

胃镜检查是发现早期食管癌、胃癌必不可少的手段。近年来，随着科学技术和相关交叉学科发展，消化内镜也得到迅速发展，出现了许多新型内镜，如染色内镜、放大内镜、超声内镜、窄带成像内镜、自发荧光显像内镜、共聚焦激光显微内镜等，显著提高了对食管、胃早期癌和癌前病变的发现率和诊断率。

1. 染色内镜

染色内镜是指应用特殊染色剂（染料等）对消化道黏膜染色，黏膜结构比未染色时更加清晰，病变部位和周围正常黏膜轮廓更加明显，更容易发现病变黏膜，对早期黏膜病变的诊断效果优于普通内镜，提高了癌及癌前病变的诊断准确率。

食管早期癌病灶较小，在普通内镜下通常表现为黏膜局限性粗糙或糜烂，难以被发现。应用染色技术，通常是卢戈氏液（Logul 氏液）喷洒染色，正常食管黏膜染成棕褐色，而病变部位染色不均，染色浅，染色区边界不清或不染色，对这一区域进行多点活检取材病理诊断，可以明显提高早期癌诊断率。

在早期胃癌中染色内镜应用较少，一般在病变部位喷洒 0.4% 靛胭脂染色后，黏膜表面的凹凸不平以及颗粒样隆起会更加明显，在这些部位取材活检，有助于早期胃癌的判断。

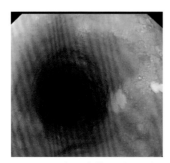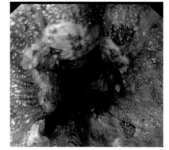

图 13-1　白光下食管黏膜稍粗糙　　图 13-2　卢戈液染色呈片状
不染区为病变部位

2. 窄带成像结合放大内镜

窄带成像简称 NBI，是通过特殊的光学滤镜，将组成白光的蓝、绿、红三个波段过滤形成带宽较小的三个窄波段，这三个波段所成的像能够反映黏膜不同层次的结构细节，能更好地观察组织的黏膜表面和微血管细微结构的图像。临床上，通常与放大内镜结合使用。

3.放大内镜

放大内镜可将观察的病变放大 100 倍左右,其放大倍数介于肉眼和显微镜之间,可清晰地显示消化道黏膜腺管开口和微血管等微细结构的变化。放大内镜主要涉及两个方面:(1)质的诊断。鉴别正常上皮、组织异型程度和上皮性肿瘤。(2)量的诊断。判断癌浸润深度和范围。可以为内镜下黏膜切除、黏膜剥离或外科手术之间的界限提供客观的依据。日本医生在做早期癌的切除之前,常用这种方法作为诊断,往往不采取活检术。

放大内镜主要观察食管黏膜的血管网透见情况,可以观察到黏膜下血管到上皮乳头内毛细血管环(IPCL)的变化。早期食管癌可见上皮乳头内毛细血管环的扩张、蛇行、口径不同、形状不均,其诊断的正确率在 80% 左右。

放大内镜在胃疾病中主要观察胃小凹和黏膜的小血管形态结构。早期胃癌比较有特征性的改变是胃小凹成条纹状、网格状,局部微血管改变是紊乱的肿瘤血管的出现和集合静脉、真毛细血管网的消失。放大内镜比普通内镜对小胃癌具有更高的检出率。

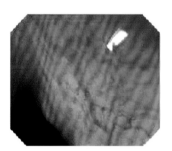
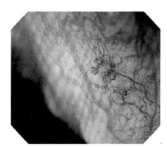

图 13-3 白光下食管黏膜　　图 13-4 NBI 见食管上皮内毛细
　　　　　　　　　　　　　　　　　血管环 IPCL 变化

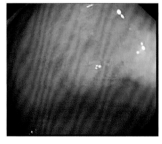
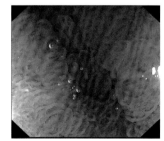

图 13-5 白光下胃窦后壁黏膜　　图 13-6 NBI 放大内镜观察病变
　　　　充血糜烂　　　　　　　　表面及微血管结构

4.超声内镜

超声内镜（EUS）在早期食管癌、胃癌中对病灶浸润深度的诊断比较准确，对需要进行内镜下黏膜切除的患者，超声内镜检查尤其必要。EUS可分辨病灶是否局限于黏膜层还是已浸润至黏膜下或肌层，准确率可达87%，特别是对早期微小病变更为合适。若病灶仅限于黏膜层，无区域淋巴结转移，可选择内镜下治疗，包括黏膜切除术（EMR）或黏膜剥离术（ESD）。

总而言之，联合应用上述内镜新技术可以准确地诊断早期食管癌、胃癌，并作为判断是否可以行内镜微创治疗，包括黏膜切除EMR或者黏膜剥离术ESD，提供可靠的依据。切除后的早期食管癌、胃癌的完整标本必须进行薄层病理切片仔细检查，确定切除的边缘是否足够，是否有癌细胞残留及淋巴血管转移。如果有，则需密切观察或者追加手术；如果没有，即算切除干净，达到治愈目的，但仍需定期内镜复查。

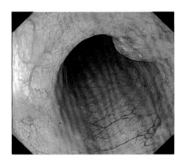
图 13-7 食管早期癌

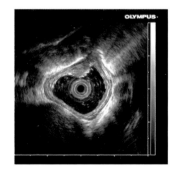
图 13-8 超声内镜提示病变侵及黏膜及黏膜下层

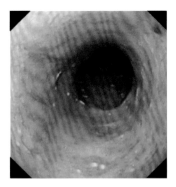
图 13-9 ESD术后3年复查疤痕光滑

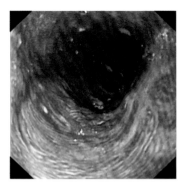
图 13-10 卢戈液染色未见复发

第十四章　食管和胃黏膜下肿瘤

一、什么是食管和胃黏膜下肿瘤

随着消化道内镜检查的普及和超声内镜技术的成熟，上消化道黏膜下隆起的检出率大大提高。食管胃黏膜下隆起性病变已成为消化系统常见的疾病之一。食管胃黏膜下肿物（Submucosal Tumor，SMT）是一组来源于食管胃黏膜下方各层病变的统称，它们在内镜下表现形态相似，即表面覆有正常黏膜的隆起性病变，包括胃肠道间质瘤（Gastrointestinal Stromal Tumor，GIST）、平滑肌瘤、类癌、神经鞘瘤、脂肪瘤、异位胰腺、错构瘤、血管球瘤等。其中，食管黏膜下隆起性病变以平滑肌瘤最为常见，而胃黏膜下隆起性病变以间质瘤最多见。

二、黏膜下肿瘤有什么临床表现吗

SMT 一般无特殊临床症状，其来源和性质很难确定，小于 3 cm 时，大多为良性肿瘤，但部分 SMT，尤其是来源于固有肌层的胃肠道间叶组织肿瘤，具有恶变潜能，当肿瘤生长到一定体积时，即会出现浸润邻近组织器官或血性转移等恶性肿瘤的特征。因此，早期切除肿瘤，获得准确、完整的病理诊断是必要的。

三、黏膜下肿瘤的治疗方式有哪些

既往对较大的 SMT 多行手术切除治疗。食管胃 SMT 的手术切除，尤其是食管病变需要开胸切除，存在创伤大、并发症发生率高、费用大及术后患者生活质量明显下降等弊端。对较小的病灶如做动态随访观察，则患者的健康始终存在隐患且可能导致其较重的心理负担。既往也曾采用内镜下套扎法治疗黏膜下肿瘤，但此类方法不能取得病理，不利于预测预后和指导后续治疗。复旦大学附属中山医院内镜中心在国内较早开展消化道黏膜下病变的内镜下微创治疗，积累了丰富的临床经验，已为广大患者解除了病痛。

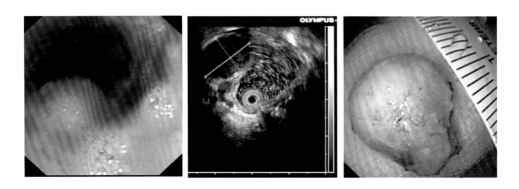

图 14-1 食管中段 SMT（源于固有肌层，2.5 cm×2 cm）

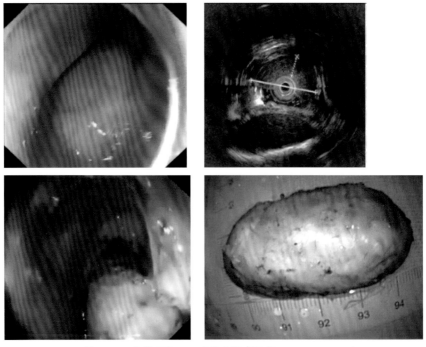

图 14-2 食管下段 SMT（源于固有肌层，6 cm×3.5 cm）

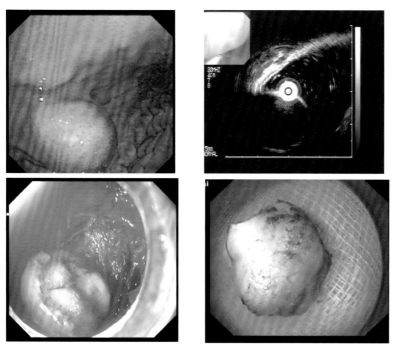

图 14-3　胃底 SMT（源于黏膜肌层，1.8 cm×2.0 cm）

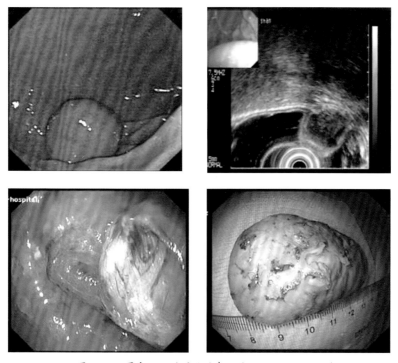

图 14-4　胃底 SMT（源于固有肌层，1.8 cm×2.0 cm）

四、如何鉴别隆起性病变

消化道隆起性病变是指起源于消化道管壁各层组织的病变或是管壁外正常组织或占位性病变压迫所致的隆起性病变。普通胃镜可从隆起处黏膜表面的形态区分息肉和黏膜下隆起性病变。普通胃镜下，息肉黏膜表面色泽与形态和周围正常黏膜不同，而黏膜下隆起性病变处黏膜表面一般与周围正常黏膜相同。但普通胃镜无法从形态区分黏膜下隆起性病变是黏膜下来源肿物还是腔外肿物压迫。对于黏膜下来源肿物，普通胃镜也无法帮助判断其肿瘤性质，虽然内镜下经活检钳轻压肿块可以根据软硬度了解其质地，但像囊肿、血管瘤等质地较柔软的隆起性病变还是难以鉴别。因黏膜下隆起性病变处黏膜与周围正常黏膜相同，活检病理均无阳性发现。

随着超声内镜（Endoscopic Ultrasound，EUS）技术的快速发展，其在消化道黏膜下隆起性病变中的应用也日益广泛，EUS利用超声和内镜相结合的优势，既能深入观察到消化道内腔的黏膜表面，又能在腔内近距离超声检查。EUS能准确显示病变的起源、肿瘤的大小范围、边缘、包膜完整性、内部回声及其均匀性、有无向浆膜外浸润等情况，对提示病变良恶性有重要意义。因此，EUS被认为是诊断和鉴别诊断消化道黏膜下隆起性病变的首选检查方法。

EUS在7.5～12 MHz能清晰地显示消化管壁的5个超声层次，由内向外依次为：高—低—高—低—高，分别对应于消化管壁的（1）黏膜上皮及固有层、（2）黏膜肌层、（3）黏膜下层、（4）固有肌层、（5）浆膜层。

常见消化道SMT的典型超声内镜表现：①平滑肌瘤：最常见于食管；常见的起源层次为4、2；表现为均匀低回声，边界清晰，较大者可伴有内部的高回声光点。②胃肠道间质瘤（GIST）：最常见于胃底体交界处，也可见于胃底、胃窦、贲门、十二指肠、小肠、结肠等；常见起源层次为4；表现为低回声或中等偏低回声，较大者可伴有内部无回声区或高回声光点。③异位胰腺：最常见于胃窦近幽门处；常见的起源层次为3、2～4；表现为

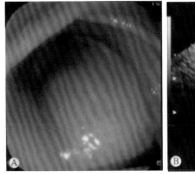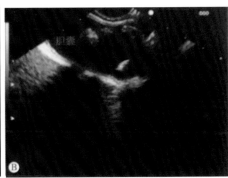

A. 胃镜见胃窦大弯侧外压性隆起，患者转动身体，隆起位置发生变化。B. 超声内镜显示正常胃壁和胃壁外胆囊，胆囊壁厚，胆囊内可见胆囊结石。胆囊的外压既可见于增大或有结石的胆囊，也可见于正常胆囊

图14-5　胆囊压迹

混合回声，与周围边界不清，可能含有无回声囊腔。④脂肪瘤：最常见于胃窦、十二指肠；常见的起源层次为 3；表现为均匀、致密、高回声。

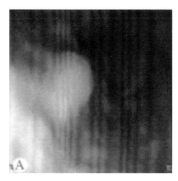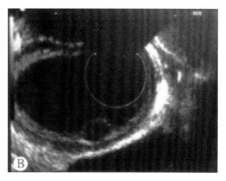

A. 内镜见食管下段隆起性病变；B. 环扫超声内镜显示食管黏膜层梭形低回声团块，诊断为食管黏膜层平滑肌瘤

图 14-6　平滑肌瘤

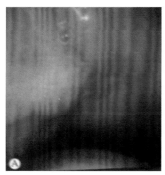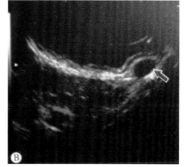

A. 胃镜见胃底部黏膜隆起；B. 线阵超声内镜显示胃壁内梭形低回声肿块，边缘可见肿块，与超声第 4 层结构相延续，肿块直径 8 mm，诊断为固有肌层来源的胃间质瘤，后经内镜切除证实

图 14-7　胃肠道间质瘤（GIST）

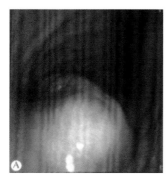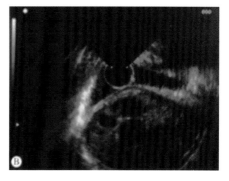

A. 内镜见胃底体交界处隆起性病变，表面有凹陷、破溃；B. 超声内镜示胃壁超声第 4 层结构内低回声肿块，内部回声粗糙，可见多处无回声区，直径 53 mm，诊断为潜在恶性胃间质瘤，后经手术切除证实

图 14-8　胃肠道间质瘤（GIST）

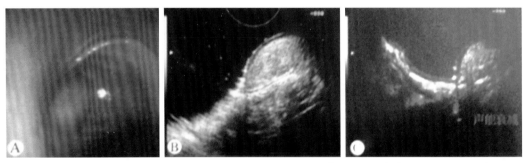

A. 内镜见胃窦部光滑隆起, 黏膜淡黄色, 质软; B、C. 线阵超声内镜示超声第3层结构内高回声团块, 27 mm×12 mm, 后方回声明显衰竭, 诊断为脂肪瘤, 经手术切除证实

图 14-9 脂肪瘤

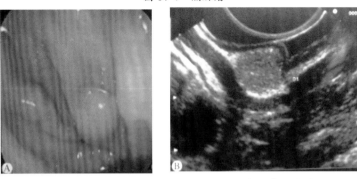

A. 胃后壁近幽门见一 1.5 cm×1.0 cm 大小隆起, 表面光滑, 质地软; B. 线阵超声内镜见超声第3层结构内中等回声肿块, 边缘为高回声, 界限清晰, 拟诊为异位胰腺, 经内镜切除后证实

图 14-10 异位胰腺

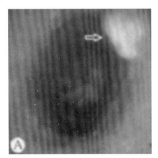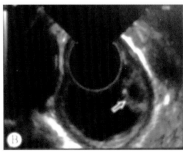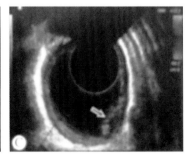

A. 内镜见食管中段隆起, 黏膜光滑, 色紫; B. 超声内镜示食管壁内无回声结构; C. 无回声区可见血流信号, 诊断为食管静脉瘤

图 14-11 食管静脉瘤

五、黏膜下肿瘤的内镜微创治疗方法有哪些

主要包括 ESD、EFR、STER 和双镜治疗。

消化道黏膜下肿瘤 (SMT) 是一类来自黏膜层以下的消化道新生物, 包括平滑肌瘤、间质瘤、脂肪瘤、血管瘤、囊肿等, 一般都向腔内生长。治疗方法的选择主要依据其肿瘤的良恶性、生长形态、大小、侵犯的程度及临床症状等。既往对黏膜下肿瘤首选的治疗是外科手术，但其存在创伤大、并发症发生率高、费用昂贵且术后明显降低患者生活质量等弊端。随着内镜治疗技术，如内镜黏膜下剥离术（ESD）、内镜全层切除术（EFR）、内镜经黏膜下隧道肿瘤切除术（STER）以及双镜联合技术的发展，内镜治疗已经能完全治愈早期消化道肿瘤，其与传统的外科手术相比，具有微创的优点，能明显降低术后并发症的发生率，最大限度保证了患者术后的生活质量。

内镜黏膜下剥离术（Endoscopic Submucosal Dissection，ESD）是治疗消化道肿瘤的一种经典的腔内手术方法，最初是由日本内镜医师发明的用于早期胃肠道恶性病灶整块切除的一种微创技术，现在在世界范围内已广泛开展。ESD 由内镜黏膜切除术（endoscopic mucosal resection，EMR）发展而来，且对于直径超过 2 cm 的消化道表浅肿瘤，ESD 明显优于 EMR，有较高的根治率，可减少复发的风险，并可更好地进行组织学评估。ESD 主要包括以下步骤：病灶边缘标记，黏膜下注射液体以使肿瘤抬举，预切除肿瘤周围黏膜，剥离肿瘤下结缔组织，完整切除肿瘤。ESD 的主要并发症有出血、穿孔等，其绝大部分可经保守治疗成功治愈。

内镜下全层切除术（Endoscopic Full-thickness Resection，EFR）是近年来在 ESD 和内镜黏膜下挖除技术（ESE）发展的基础上，对起源于固有肌层的黏膜下肿瘤的一种新的微创治疗技术。对于突向浆膜下生长与浆膜层紧密粘连的固有肌层肿瘤，内镜切除肿瘤不可避免的后果就是穿孔的发生。由于临床金属止血夹的熟练运用和内镜尼龙绳荷包缝合技术的提高，内镜治疗中发生的穿孔一般可以通过内镜得到修补，使得 EFR 治疗胃肠道固有肌层肿瘤成为可能。EFR 的主要步骤为：（1）标记病灶边缘，病灶处黏膜下注射；（2）预切开肿瘤周围黏膜和黏膜下层以显露肿瘤；（3）用电刀沿肿瘤周围分离固有肌层；（4）沿肿瘤边缘切开浆膜；（5）胃镜直视下完整切除肿瘤；（6）缝合创面。其中，根据具体情况选择适当的缝合方法对创面进行有效的缝合是 EFR 成功的关键，也有助于降低术后并发症的发生。EFR 不仅可以做到完整切除肿瘤，获得病理资料，而且具有创伤小、恢复快等微创治疗的特点，大大缩短了住院天数，降低了住院费用。EFR 的开展进一步扩大了内镜切除治疗的适应症，可以在内镜下切除更深层次的胃肠道肿瘤。

目前外科手术切除 SMT 的方式，不管是开放还是腔镜下，一般均采用局部切除，无需进行区域淋巴结清扫，因为绝大部分 SMT 很少发生区域淋巴结转移。但外科手术创伤较大，术后患者恢复慢，住院时间长，手术相关并发症（术后肠粘连、伤口感染等）发生率较高，术后生活质量明显下降。对于来源于食管胃固有肌层的 SMT，内镜下切除肿瘤时可能需要全层切除（包括固有肌层和外膜层），这样就破坏管壁的完整性，特别是当肿瘤较大，位置较深时，内镜下修补很难达到完全封闭的目的，因而可能出现食管胃漏和胸腔继发感染。2010 年复旦大学附属中山医院内镜中心徐美东教授首次采用

STER 技术治疗来源于固有肌层的上消化道黏膜下肿瘤，取得满意效果。内镜经黏膜下隧道肿瘤切除技术（Submucosal Tunneling Endoscopic Resection，STER）是通过在病变部位的口侧端 3～5 cm 处切开黏膜，在黏膜下层进行剥离，建立黏膜下隧道，并逐步剥离达到肿瘤部位，充分暴露肿瘤后，直视下将肿瘤完整切除，然后经由隧道取出肿瘤，最后关闭隧道入口黏膜。STER 治疗食管胃固有肌层肿瘤的创新性在于：（1）在国际上首次应用隧道内镜技术，直视下进行固有肌层肿瘤的切除，这样既能完整切除肿瘤，又可避免损伤周围的组织和脏器，避免严重并发症的发生；（2）选择在瘤体上方 3～5 cm 处切开黏膜，建立黏膜下隧道，使肿瘤切除部位黏膜层保持完整，而在非肿瘤切除部位的隧道入口关闭创面，既能保证术后缝合黏膜切口后可以完全恢复消化道的完整性，避免出现术后消化道漏和胸腹腔的继发感染，又最大限度地减少了手术的时间；（3）既不同于传统内镜下食管胃腔内的治疗，也不同于经自然腔道的食管胃腔外的内镜治疗，而是巧妙地利用消化道黏膜和固有肌层之间的空间建立隧道进行操作。和 ESD 手术一样，隧道内镜手术也存在着一定的并发症发生的可能。除和 ESD 一样常见出血、穿孔以及术后胸痛、腹痛、腹胀等并发症外，隧道内镜手术特有的最常见并发症是纵隔、皮下气肿及气胸、气腹。其绝大部分可经保守治疗治愈。更多的动物试验和临床试验正用于进一步证实隧道内镜技术的可行性与有效性，许多在原有隧道内镜技术基础上的创新层出不穷，用内镜治疗消化道病变的适应症也在不断扩大，充分显示出隧道内镜技术治疗消化道病变的广阔前景。

双镜联合治疗胃部病变目前主要应用于早期胃癌及部分交界性肿瘤，如胃间质瘤等。主要方法是术中由内镜医师通过胃镜对肿瘤进行定位标识，同时建立气腹，先行腹腔镜保护下内镜肿瘤的切除，包括 EMR、ESD 等，如内镜治疗过程中或术后出现胃壁穿孔出血，可在腹腔镜下行胃壁修补和止血。如肿瘤在内镜下不能切除，则由内镜医师通过光源定位或其他方法（如注射染色剂等）标识肿瘤后在腹腔镜下行肿瘤切除术。双镜联合的手术方式主要是根据腹腔镜和内镜各自在手术中发挥作用的主次来决定的，可分为两大类：第一类以内镜为主，即腹腔镜辅助内镜联合手术，主要是内镜下切除联合腹腔镜监视（必要时修补）；第二类以腹腔镜为主，即内镜辅助腹腔镜联合手术，包括胃部分切除（楔形切除）、经胃切除或近 / 远端胃切除术。以目前临床应用而言，第二类应用较为合理和广泛。这一新的手术方法较传统开腹手术有以下优点：胃镜镜头的放大作用和多角度窥视为术者和助手提供宽阔清晰的手术视野；手术更加细致方便；能更加准确地判断肿物的位置，避免切除不足或切除过多的正常组织；手术中使用超声刀可以做到及时止血；腹腔干扰少，术后肠道功能恢复快，住院时间短。

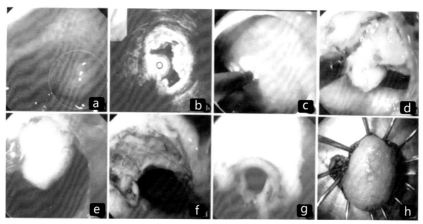

a. 胃窦黏膜下隆起病灶；b. 超声内镜检查示病变位于黏膜下层；c. 电凝标记切除范围；d. 黏膜下注射后剥离病变；e. 黏膜下病变突向胃腔内；f. 剥离病变后创面；g. 喷洒硫糖铝胶于创面；h. 切除病变标本（2.0 cm×1.2 cm）

图 14-12　ESD 切除胃窦 SMT 的全过程

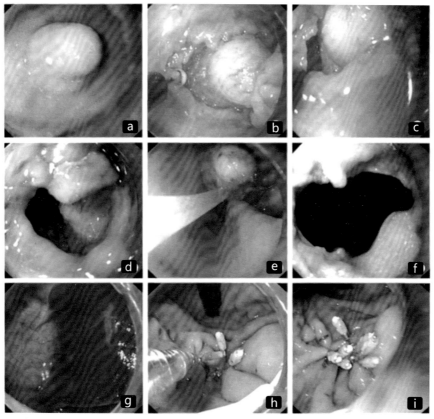

a. 胃体上部 SMT 突向胃腔内；b. 应用 IT 刀沿肿瘤周围分离病变，肿瘤起源于固有肌层，与浆膜紧密粘连；c. 利用 Hook 刀沿肿瘤周围切开浆膜；d. 切除之肿瘤突向胃腔外；e. 异物钳牵拉瘤体至胃腔内后应用圈套器完整切除肿瘤；f. 切除肿瘤后胃创面，网膜组织进入胃腔；g. 透过胃创面可见膈肌和左肝；h. 应用金属夹缝合胃创面纠集之黏膜；i. 完整缝合后的胃创面

图 14-13　EFR 切除胃 SMT 的全过程

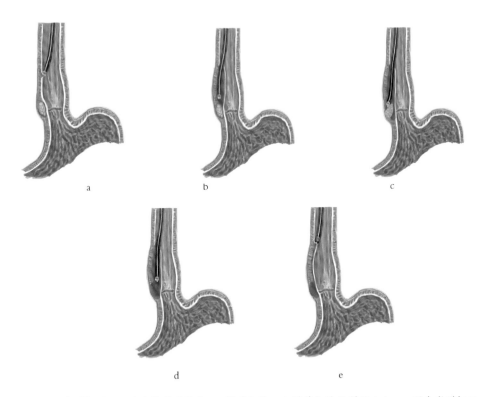

a. 黏膜切开；b. 建立黏膜下隧道；c. 肿瘤切除；d. 肿瘤切除后创面止血；e. 闭合黏膜切口

图 14-14　STER 切除上消化道固有肌层来源 SMT 步骤

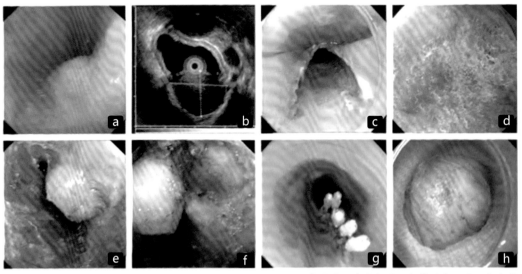

　　a. 食管中段（距门齿 25 cm）的黏膜下肿瘤（SMT）；b. 超声胃镜示肿瘤来源于食管固有肌层，大小约 2.0 cm×1.8 cm；c. 距 SMT 近口侧 5 cm 处纵形切开黏膜 1.5～2.0 cm；d. 分离黏膜下层及肌层，在黏膜下层和肌层之间建立黏膜下隧道；e. 显露肿瘤；f. 直视下完整切除肿瘤；g. 缝合黏膜切口；h. 切除的瘤体，大小约 2.0 cm×1.8 cm

图 14-15　STER 切除食管 SMT 的全过程

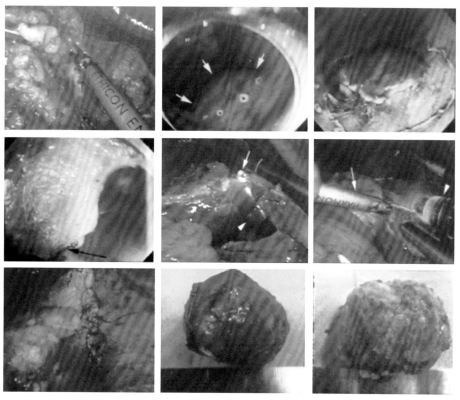

在全层腹腔镜监视下，内镜下对一胃底肿块行全层切除，胃壁缺损由腹腔镜缝合关闭

图 14-16　腹腔镜辅助内镜手术

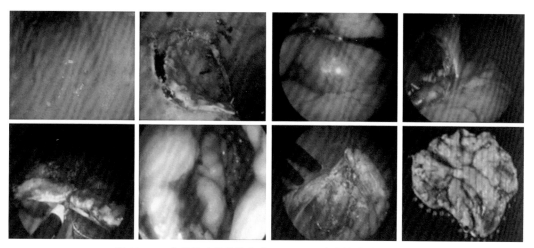

图 14-17　内镜辅助腹腔镜手术——ESD＋腹腔镜胃周淋巴结切除术

（徐美东　张　晨）

第十五章　专家点评③：徐美东教授
教你如何认识平滑肌瘤和间质瘤

　　消化道黏膜下肿瘤（SMT）是一组来源于消化道黏膜下方各层病变的统称，它们在内镜下表现形态相似，即表面覆有正常黏膜的隆起性病变。消化道 SMT 可分为胃肠道间质瘤（GIST）、平滑肌瘤、类癌、神经鞘瘤、脂肪瘤、异位胰腺、错构瘤、血管球瘤等。其中，食管黏膜下隆起性病变以平滑肌瘤最为常见，而胃黏膜下隆起性病变以间质瘤最多见。

　　常见的 SMT 分布及内镜下特点：GIST 在内镜下呈球形或半球形隆起，表面光滑，部分体积较大者瘤体顶端出现充血糜烂或溃疡，其分布以胃内最多见，食管、小肠、结直肠也可见。平滑肌瘤内镜下表现为丘状半球形隆起，表面光滑，最多见于食管，胃内也可见。类癌呈淡黄色或灰白色，丘状或半球状广基无蒂隆起，界限清楚，质地偏硬，表面黏膜光滑并可见毛细血管是其特点，以直肠最多见，胃内也可见。神经鞘瘤为球形或卵圆形隆起，可见于胃和直肠。脂肪瘤呈微黄色隆起，质地柔软，软垫征阳性。异位胰腺呈丘状隆起，典型者中央略凹陷，最多见于胃窦邻近幽门，十二指肠也可见。错构瘤呈丘状或梭行隆起，表面光滑，质地软，可见于十二指肠球前壁、胃底贲门和贲门口。血管球瘤可见于胃内，表面光滑，质硬。

　　平滑肌瘤与间质瘤为消化道最常见的 SMT 类型。两者在内镜下均表现为覆盖有正常黏膜的隆起性病变，质地硬，普通内镜检查难以区分。而平滑肌瘤和间质瘤的超声内镜（EUS）影像学特点存在一定重叠，如大都起源于固有肌层，内部回声偏低，致使 EUS 的诊断准确性受到限制。超声内镜下细针穿刺抽吸（EUS-FNA）细胞学检查有助确诊，但操作有相当难度。内镜手术切除肿瘤行组织学检查可明确诊断其性质，并指导进一步治疗。

　　GIST 起源于固有肌层，属于消化道间叶性肿瘤，具有非定向分化和潜在恶性的特点。一般认为，间质瘤越大，恶性程度越高。而平滑肌瘤为良性肿瘤，相对稳定。两者的治疗方式和预后相对不同，平滑肌瘤可以选择随访观察或内镜及手术切除，间质瘤的治疗以手术切除为主要方法，对于小于 3 cm 的恶性程度低的间质瘤，可以采用内镜下治疗。截至 2013 年，复旦大学附属中山医院完成胃部间质瘤内镜下治疗 600 余例，大小 0.5 ~ 5 cm，预后好。

第十六章　贲门失弛缓症的微创治疗

一、什么是贲门失弛缓症

贲门失弛缓症又称贲门痉挛、巨食管，是最常见的食管功能性疾病，吞咽时食管出口无法开启（食管下端括约肌不松弛），传输带缺乏动力（食管肌肉缺乏蠕动），造成吞咽困难。该病病因尚不清楚，多见于 20～50 岁青、壮年，病程较长。吞咽困难、食物反流、胸骨后疼痛、体重减轻是其四大主要症状。吞咽困难的特点是时轻时重，与精神因素相关。由于病因不明，目前治疗方法主要是松弛食管下端括约肌，使食物顺利通过出口进入胃腔。

二、贲门失弛缓症的临床表现有哪些

（1）吞咽困难：无痛性吞咽困难是本病最常见最早出现的症状，占 80%～95% 以上。起病症状表现多较缓慢，但亦可较急，初起可轻微，仅在餐后有饱胀感觉而已。吞咽困难多呈间歇性发作，常因情绪波动、发怒、忧虑、惊骇或进食生冷和辛辣等刺激性食物而诱发。病初咽下困难时有时无，时轻时重，后期则转为持续性。少数患者咽下液体较固体食物更困难，有人以此征象与其他食管器质性狭窄所产生的吞咽困难相鉴别。但大多数病人咽下固体比液体更困难，或咽下固体和液体食物同样困难。

（2）食物反流和呕吐：贲门失弛缓症患者食物反流和呕吐发生率可达 90%。随着吞咽困难的加重，

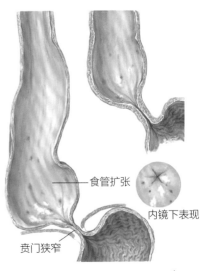

食管扩张

内镜下表现

贲门狭窄

图 16-1　贲门失弛缓症的临床表现

食管的进一步扩张，相当量的内容物可潴留在食管内达数小时或数日之久，而在体位改变时反流出来。呕吐多在进食后 20～30 分钟内发生，可将前一餐或隔夜食物呕出。从食管反流出来的内容物因未进入过胃腔，故无胃内呕吐物的特点，但可混有大量黏液和唾液。在并发食管炎、食管溃疡时，反流物可含有血液。

患者可因食物反流、误吸而引起反复发作的肺炎、气管炎，甚至支气管扩张或肺脓肿。

（3）疼痛：约 40%～90% 贲门失弛缓症患者有疼痛的症状，性质不一，可为闷痛、灼痛、针刺痛、割痛或锥痛。疼痛部位多在胸骨后及中上腹，也可在胸背部、右侧胸部、右胸骨缘以及左季肋部。疼痛发作有时酷似心绞痛，甚至舌下含硝酸甘油片后可获缓解。疼痛发生的机理可能由于食管平滑肌强烈收缩，或食物滞留性食管炎所致。随着吞咽困难的逐渐加剧，梗阻以上食管的进一步扩张，疼痛反可逐渐减轻。

（4）体重减轻：体重减轻与吞咽困难影响食物的摄取有关。对于吞咽困难，患者虽多采取选食、慢食、进食时或食后用汤水将食物冲下，或食后伸直胸背部，用力深呼吸或屏气等方法以协助咽下动作，使食物进入胃部，保证营养摄入，但病程长久者仍可有体重减轻、营养不良和维生素缺乏等表现，而呈恶病质者罕见。

（5）其他：贲门失弛缓症患者常可有贫血，偶有由食管炎所致的出血。在后期病例，极度扩张的食管可压迫胸腔内器官而产生干咳、气急、紫绀和声音嘶哑等。

三、医生是怎么诊断贲门失弛缓症的

医生主要根据患者的症状和一些必要的辅助检查来诊断贲门失弛缓症。辅助检查主要包括：

（1）影像学检查：上消化道钡餐 X 线造影检查见不同程度食管扩张，食管蠕动减

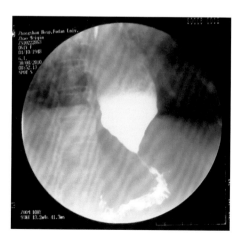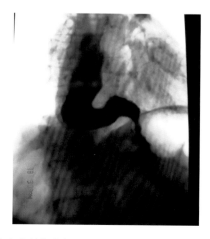

图 16-2　贲门失弛缓症的影像学表现

弱，食管末端狭窄呈"鸟嘴"状，狭窄部黏膜光滑，这些是贲门失弛缓症患者的典型表现。Henderson 等将食管扩张分为三级：Ⅰ级（轻度），食管直径小于 4 cm；Ⅱ级（中度），直径 4～6 cm；Ⅲ级（重度），直径大于 6 cm，甚至弯曲呈 S 形（乙状结肠型）。

CT、MRI 及 EUS 等其他影像学检查可作为上消化道钡餐的补充，用于排除炎症、肿瘤等器质性疾病导致的假性失弛缓症。

（2）食管动力学检测：食管下端括约肌高压区的压力常为正常人的两倍以上，吞咽时下段食管和括约肌压力不下降。中上段食管腔压力亦高于正常。食管蠕动波无规律，振幅小，皮下注射氯化乙酰甲胆碱 5～10 mg，有的病例食管收缩增强，中上段食管腔压力显著升高，并可引起胸骨后剧烈疼痛。

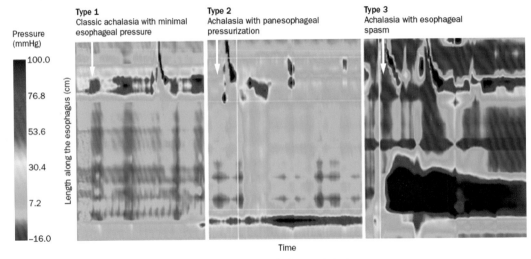

图 16-3　食管动力学检测

（3）胃镜检查：胃镜检查可排除器质性狭窄或肿瘤。在内镜下贲门失弛缓症表现特点有：①大部分患者食管内见残留中到大量的积食，多呈半流质状态，覆盖管壁，且黏膜水肿增厚致使失去正常食管黏膜色泽；②食管体部见扩张，并有不同程度扭曲变形；

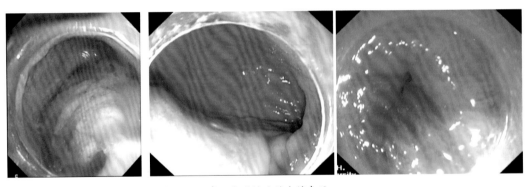

图 16-4　贲门失弛缓症的内镜表现

③管壁可呈节段性收缩环，似憩室膨出；④贲门狭窄程度不等，直至完全闭锁不能通过。应注意的是，有时检查镜身通过贲门感知阻力不甚明显时易忽视该病。

四、教你看懂食管测压报告

了解食管动力功能对于食管疾病的诊断和治疗意义重大。食管测压将测压导管置于食管中，测压导管上的压力感受器可反映相应部位的压力。传统食管测压根据测压原理的不同，可分为微量水灌注测压系统和固态测压系统。水灌注系统大致包括测压导管、灌注泵及连接二者的压力感受装置。在灌注泵的一定压力支持下，测压导管的侧孔以一定的速度缓慢出水，导管位于食管腔内，具有一定压力的食管壁作用于出水孔，出水受到一定的阻力，此阻力传到压力感受器上被感知，从而间接得出了相应食管壁的压力。固态测压系统的压力感受点直接位于测压导管上，不需水灌注，其压力感受的原理又可细分为固态环绕电容压力感应与固态环绕液态压力感应。食管测压可以了解静息时和吞咽时食管各部分结构即上食管括约肌、食管体部、下食管括约肌和胃内的压力水平，是目前反映食管动力最直观的方法。

食管测压技术发展快，在传统测压的基础上，又诞生了高分辨率测压系统，比传统测压更简洁、直观、细致、高效而准确。操作时，操作者站立在患者前方或右前方，手持测压导管，选择患者通气较好的鼻孔轻柔地将导管插入鼻腔，当导管前端达到鼻咽部时（15 cm 左右），使患者头部前倾，直至下颌碰到胸部，方便导管进入食管，进入口咽部或喉咽部后，可嘱患者饮水做吞

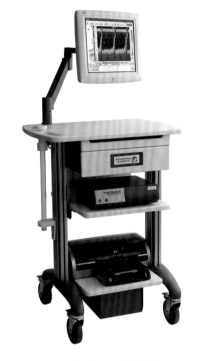

图 16-5　测压仪器

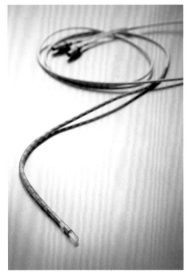

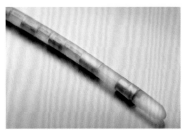

图 16-6　测压导管

咽动作，顺利地插入测压导管。经过口咽部时应注意观察患者反应，确保电极插入食管而非气管。

在高分辨率食管测压图中，颜色的深浅就代表了压力的高低。纵坐标刻度代表了测压导管在食管内的深度，横坐标代表时间。

在一次吞咽过程中，首先表现为食管上括约肌松弛，随后食管体部由近至远蠕动，最后表现为食管下括约肌松弛。在测压图上，就表现为代表压力高低的颜色随着时间推移不断变化。

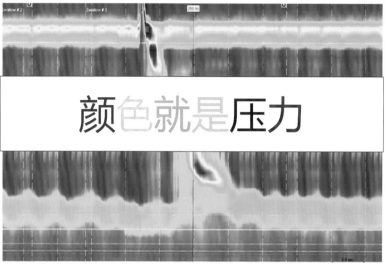

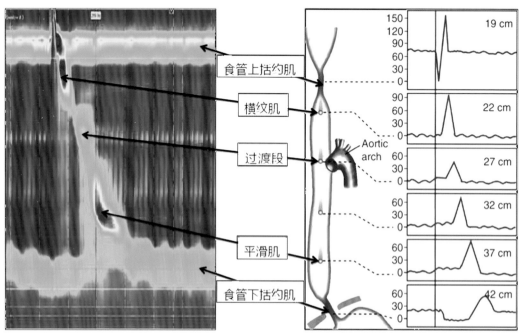

图 16-7　压力对应的部位

目前，食管测压仍是诊断贲门失弛缓症的"金标准"，通常表现为食管平滑肌蠕动消失，食管下段括约肌（LES）松弛不全，以及往往存在的 LES 压力显著增高。依据高分辨率食管测压结果，贲门失弛缓症可分为三型：（1）无力型：LES 平均松弛压 ≥ 15 mmHg，无蠕动性收缩（图 16-9）；（2）体部增加型：LES 平均松弛压 ≥ 15mmHg，无蠕动性收缩，至少 20% 吞咽可引起全食管压力增加超过 30 mmHg（图 16-10）；（3）痉挛高压型：LES 平均松弛压 ≥ 15 mmHg，无蠕动性收缩，至少 20% 吞咽可引起食管痉挛（推进性收缩速度大于 8 cm/s）（图 16-11）。该分型可用于手术疗效的判断，Ⅱ 型患者疗效最好，而Ⅲ型患者对手术治疗反应最差。

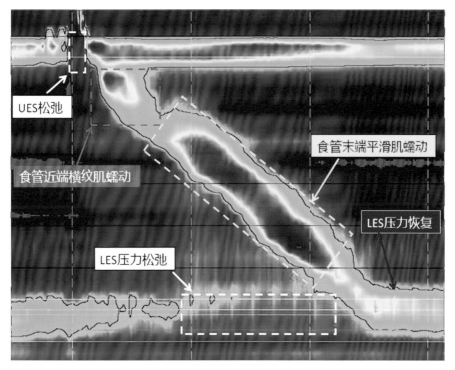

图 16-8　蠕动与松弛时的表现

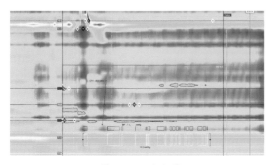

图 16-9　无力型

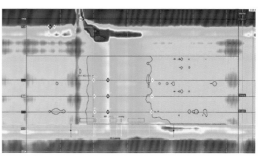

图 16-10　体部增加型

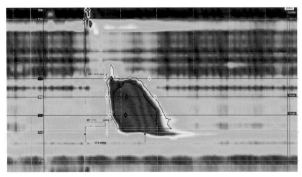

图 16-11　痉挛高压型

五、经口内镜下肌切开术（POEM）与其他治疗手段的区别

治疗贲门失弛缓的传统方法包括药物治疗、扩张治疗、肉毒素注射治疗、金属支架治疗、外科手术。药物治疗是目前治疗方法中效果最差的一种，由于疗效差，副作用大，仅用于对其他治疗无法耐受或其他治疗前的过渡治疗。扩张治疗包括球囊扩张和硬探条扩张，通过机械力将贲门口撑开，扩张后贲门口可见裂痕和渗血，充分、有效、多次的扩张疗效较好，但同时也增加了穿孔、误吸等操作风险。肉毒素作为一种神经毒

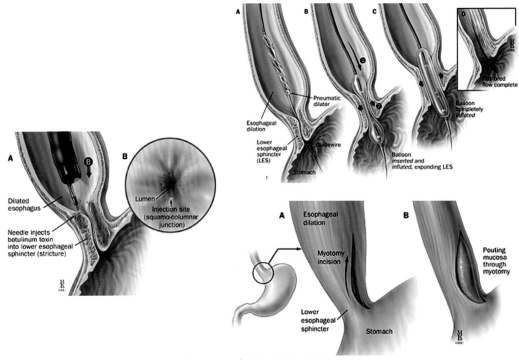

图 16-12　贲门失弛缓的传统治疗方法

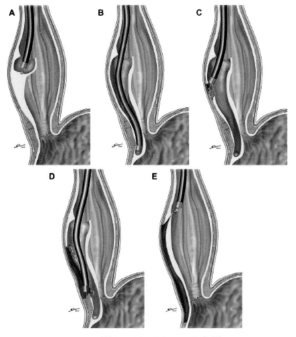

图 16-13　POEM 示意图

素，经过内镜下注射至食管下段后降低其压力，使肌肉松弛。内镜下注射肉毒素安全、简便，具有较好的近期疗效，远期疗效较差。金属支架治疗通过内镜将一管状的金属支架支撑在食管下段，其近期疗效较好，但并发症如支架移位、食物反流等限制了其在临床上的使用。外科手术主要针对症状重、对其他治疗效果不佳的病人，经胸腔或经腹腔将食管下段周围肌肉切开，使食管出口扩大，也就是所谓的贲门肌层切开术（Heller 术），在上述治疗方案中其疗效最好。

近来，复旦大学附属中山医院内镜中心在国内首次采用经口内镜下

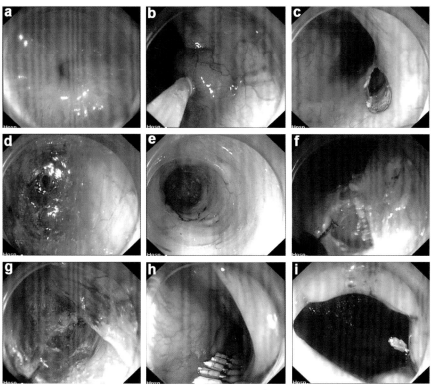

图 16-14　POEM 手术

肌切开术（Peroral Endoscopic Myotomy，POEM）来治疗贲门失弛缓症，取得了良好的效果。经口内镜肌切开术顾名思义即没有体表创面，经口腔胃镜下将食管下段肌肉切开，相当于胃镜下的 Heller 术。食管壁由内向外依次分为黏膜层、黏膜下层、肌层和外膜。POEM 成功之处在于聪明地利用了隧道技术，先在黏膜层切开一个小口子，然后利用黏膜下层疏松的结构在黏膜层和肌层间建立隧道，在隧道腔内将食管外侧肌肉切开，而不损伤黏膜，保证了食管腔的完整性。因此既达到了肌肉切开使食管出口松弛的目的，又保证了手术的安全性。相比 Heller 术，POEM 具有手术创伤小、住院时间短、术后恢复快、并发症少等优点；相比其他治疗，POEM 疗效更为确切，故已逐渐成为贲门失弛缓症的主要治疗方案。

（周平红　李全林）

第十七章　专家点评④：周平红教授告诉你贲门失弛缓症的治疗效果

贲门失弛缓症给患者带来的痛苦较大，被称为"不是肿瘤的恶性肿瘤"。患者长期吞咽困难导致体重减轻、营养不良等表现，严重者甚至同晚期肿瘤患者一样呈现恶病质表现。

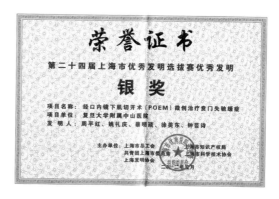

患者发病初期可采用药物及传统内镜治疗；如能坚持，一般来说能获得较长期的症状缓解，但不能最终解除食管下端括约肌梗阻，疗效不肯定，复发率较高。外科 Heller 手术切开了食管下端括约肌，手术成功率约 80%，疗效确切，但创伤大，恢复慢，约 10%～30% 病人手术后发生反流性食管炎。

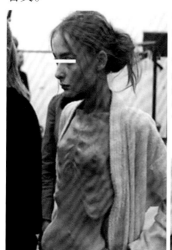
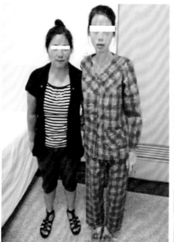
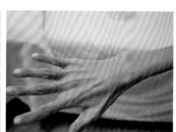
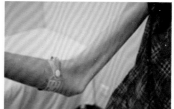

相比 Heller 术，最新的内镜微创 POEM 手术无皮肤切口，通过内镜下贲门环形肌层切开，最大限度地恢复食管的生理功能并减少手术的并发症，术后早期即可进食，95%的患者术后吞咽困难得到缓解，且反流性食管炎发生率低。POEM 手术时间短，创伤小，恢复特别快，疗效可靠，"微创技术"让患者实实在在感受到医学发展所带来的益处，是目前治疗贲门失弛缓症的最佳选择。复旦大学附属中山医院内镜中心是全国最大的贲门失弛缓症诊治中心之一，自 2010 年在国内率先开展 POEM 治疗贲门失弛缓症以来，每年完成 POEM 手术 300～400 例，3 年已累计完成 POEM 手术 1500 余例，约占世界同种手术量的一半。

理论上，所有确诊为贲门失弛缓症并影响生活质量者均可进行 POEM 手术。对于药物及传统内镜治疗效果不满意的患者，例如年轻伴有 LES 压力明显增高者，可尽早选择采用 POEM 手术治疗，以免由于食管扩张程度过重或反复内镜扩张导致纤维疤痕形成，

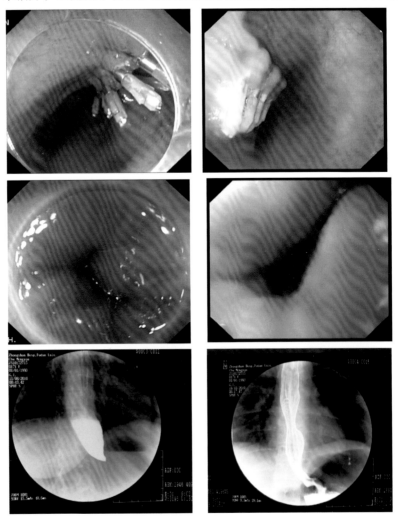

增加 POEM 手术的难度，影响成功率。对于 Heller 术后再次狭窄的复发患者，也可尝试通过 POEM 手术进行治疗。对于年龄大，病程长，近期体重减轻明显者，应警惕并发恶性疾病的可能，包括食管、贲门癌等。

贲门失弛缓症病人在术后都应定期复诊及随访。术后随访主要目的在于评估疗效，早期发现症状复发以及监测远期并发症（胃食管反流等）。疗效评估通常于术后 2 ~ 4 周左右进行，包括主观症状评分、胃镜检查、食管测压检查等。胃镜检查可了解食管创面愈合和通过贲门口阻力状况。术后 LES 静息压 ≤ 10 ~ 15 mmHg 是治疗长期有效的良好预测指标。食管吞钡 X 线造影检查可了解食管腔扩张和贲门口通畅度。

术后复发的早期发现有赖于定期、规则的症状评估。通常术后每 1 ~ 2 年通过门诊或电话随访一次，进行症状评分；也可直接通过周期性客观检查来监测术后复发。对于术后复发者，可进一步进行治疗，包括再次 POEM 手术、内镜下球囊扩张和可回收支架置放等。

远期并发症主要为胃食管反流。由于 POEM 手术并不破坏食管裂孔周围结构，术后胃食管反流发生率较低，但尚需进一步随访观察。术后每 1 ~ 2 年应定期随访，评估有无烧心、反酸等反流症状，并行胃镜检查观察有无反流性食管炎发生；必要时可进行 24 小时食管 pH 监测，进一步确诊胃食管反流。对于胃食管反流者，给予 PPI 治疗常可以有效控制。对于年龄大，病程 10 ~ 15 年以上，近期体重减轻明显的患者，应警惕贲门癌变的发生。

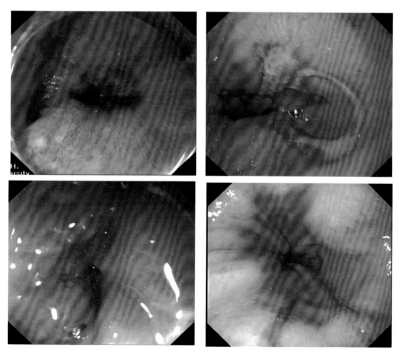

第十八章　十二指肠也会长肿瘤

一、十二指肠的位置

十二指肠属于小肠的一部分，介于胃与空肠之间，成人十二指肠长度为 20~25 cm，管径 4~5 cm，紧贴腹后壁，是长度最短、管径最大、位置最深且最为固定的小肠段。胰管与胆总管均开口于十二指肠。因此，它既接受胃液，又接受胰液和胆汁的注入，所以十二指肠的消化功能十分重要。

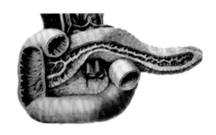

二、十二指肠的常见肿瘤有哪些

原发性十二指肠肿瘤包括原发于十二指肠各段的良性和恶性肿瘤，不包括 Vater 壶腹、胆总管下段和胰头部肿瘤。在消化道肿瘤中发病率较低，不到 5%。十二指肠长度虽然只占整段小肠长度的 10%，但其恶性肿瘤的发病率占小肠恶性肿瘤的 25%~40%，可能与胆汁中某些胆酸成分在肠道细菌作用下形成有致癌作用的胆蒽和甲基胆蒽有关。据统计，十二指肠肿瘤的良恶性比例约为 1∶1.6~1∶6.8。虽然部分良性病变病理学表现为良性，但生物学性状介于良恶性之间，具有恶变的潜能，如类癌、间质瘤等。十二指肠肿瘤大部分位于球部和降部，而水平部和升部发病率较低。十二指肠良性肿瘤以腺瘤为主，多数呈乳头或息肉状突出于黏膜表面，可为单发或多发。按照病理学特征可分为管状腺瘤、乳头状或绒毛状腺瘤、Brunner 腺瘤、增生性息肉等。其他良性病变包括脂肪瘤、血管瘤、平滑肌瘤、异位胰腺等。随着近年来超声内镜等诊断技术的发展，间质瘤的发病率明显上升。十二指肠布氏腺瘤是一种少见的十二指肠良性肿瘤，多数学者认为该病的发生与高胃酸引起的布氏腺体保护性增生有关，而十二指肠布氏腺为十二指肠特有腺体，分泌碱性黏液，占据十二指肠黏膜下层大部。异位胰腺是一种先天性畸形，可能与胚胎期胰腺组织的异常迁移有关，可发生于消化道任何部位，常见于胃和十二指肠。十二指肠恶性肿瘤则以腺癌为主。

三、十二指肠肿瘤的临床表现

十二指肠 SMT（黏膜下肿瘤）的临床表现与肿瘤的大小和部位有关，常表现为恶心、呕吐、上腹部疼痛不适等；如果病变位于乳头附近，可能造成梗阻性黄疸、胰腺炎等症状。但绝大多数病变因直径小，没有症状，仅在体检时发现。

四、胃镜可以诊断十二指肠肿瘤吗

由于此类疾病症状不典型，缺乏特征性，因此诊断通常较为困难。内镜下病变的形态多样（见图 18-1），大多表现为黏膜下隆起，而黏膜表面完整；Brunner 腺瘤表面可以形成溃疡，甚至伴出血；发育较好的异位胰腺可以看到中央的脐凹。对于十二指肠降部的 SMT，可以呈长蒂或亚蒂息肉样表现，推测这可能是重力牵拉，使根部黏膜层包裹黏膜下层及该层内的血管等组织，形成长蒂。胃镜检查时可以发现隆起性病变，但由于病变位于黏膜下，通过活检往往不能获得理想的病理诊断。内镜超声是目前诊断消化道隆起性病变尤其是黏膜下肿瘤的最好方法，可以通过超声对病灶进行扫描，根据病变的回声强弱、内部回声是否均匀、起源于消化道壁的层次、大小、有无包膜等判断病变的性质。该方法虽然对于黏膜下病变的诊断有其独特的优势，但仍然不能获得病理。超声引导下的细针穿刺可以弥补以上的不足，但只能获得病变局部的病理，可能出现肿瘤的局部活检均为良性而仅在肿瘤的基底部已经恶变的情况，且穿刺过程中是否会造成肿瘤的针道转移，还存在着争议。

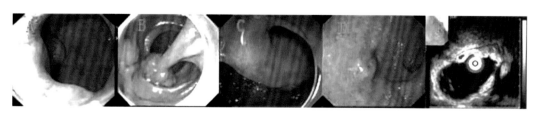

图 18-1　十二指肠肿瘤的内镜下表现

五、十二指肠肿瘤的治疗

对于十二指肠肿瘤，既往首选治疗方法为外科手术切除，包括胰十二指肠切除术、十二指肠节段性切除术、十二指肠肿瘤局部切除术等，但创伤较大，病人难以接受。近年来，随着内镜手术技术的飞速发展，包括 ESD 等内镜手术的广泛开展，对于绝大多数十二指肠肿瘤，均能通过内镜手术切除。对于病灶 < 4 cm，病理活检证实为良性，肿瘤未侵犯胆管、胰管，内镜下表现无恶性特征（如病灶处溃疡、病变组织质地硬、自发性出血、边界不清等），黏膜下注射抬举征阳性等，均可通过内镜切除。而一些日本专家认为，病灶无论大小，所有腺瘤或原位癌未侵犯胆管或胰管均为内镜下切除指征。术前腹部 CT 及超声胃镜很重要，需排除淋巴结及周围组织侵犯转移。对于位于球部和降部上部的病变，普通前视胃镜即可满足手术要求，但位于十二指肠降部较远端的病变，则需使用侧视十二指肠镜。具体手术方式和其他部位的内镜手术方式一样。但由于十二指肠解剖结构比较特殊，管腔狭窄，操作空间狭小；肠壁较薄，易发生穿孔等并发症；和胆管、胰管等相毗邻，手术难度较高。因此，需要具备一定内镜手术经验，并有 ERCP 操作经验的医师才能胜任。

十二指肠 SMT 没有明确的治疗指南，虽然多为良性，但间质瘤、类癌等均有恶变潜质；异位胰腺、布氏腺瘤有恶变的可能，而手术前又缺乏明确的病理诊断，故 SMT 发现后应及时治疗。十二指肠位置特殊，与胰腺关系密切，病变小时，开腹手术中不易暴露病变部位，操作中容易损伤胰腺或者胰腺的供血动脉，而造成严重的手术后并发症，故既往对该类肿瘤的手术治疗较为谨慎。近几年，以 ESD 为代表的内镜治疗技术的进步为十二指肠 SMT 的治疗提供了新的思路。对于内镜治疗方法的选择，要以完整切除为原则（避免间质瘤等种植转移），综合考虑肿瘤的大小、生长方式、内镜治疗水平和手术水平等，合理选择治疗方法。复旦大学附属中心医院内镜中心多年来内镜治疗的经验是：（1）如果病灶为长蒂或亚蒂的息肉样肿瘤，可以选择圈套电切或 EMR 治疗，其中对于蒂较粗者，可以尼龙绳肿瘤根部结扎后电切，预防出血。（2）位于黏膜层或黏膜下层小于 3 cm 的肿瘤，可以选择 EMR 或 ESD 治疗（建议 > 1 cm 的 SMT 选择 ESD 治疗），由于十二指肠血供丰富，内镜治疗过程中容易出血，注意术中预防性止血。（3）对于与固有肌层关系密切的肿瘤，可以选择 ESD 治疗，沿肿瘤仔细剥离，也可以选择双镜联合的手术方式，增加手术的安全性，尤其对于间质瘤等向腔外生长的肿瘤，建议选择双镜联合。（4）尼龙绳结扎法治疗该类肿瘤，手术简单，安全，但不能获得病理，不能指导后续治疗，故不作为首选。（5）对于那些胃镜、超声胃镜以及 CT 提示病变体积较大（ > 3 cm），与固有肌层关系密切，尤其是以向外生长为主的 SMT，我们选择双镜治疗

（Laparoscopic-Endoscopic Cooperative Surgery，LECS），这样既保证了相对的微创，又大大提高了手术的安全性，降低了手术后迟发性穿孔、出血等严重并发症的发生率。

　　另外，从我们的经验来看，随着肿瘤增大，治疗的难度和风险也会增加，故建议发现十二指肠黏膜下肿瘤后，即使小于 1 cm 也要及时处理，以免肿瘤长大后，增加治疗的难度，甚至失去内镜微创治疗的机会。

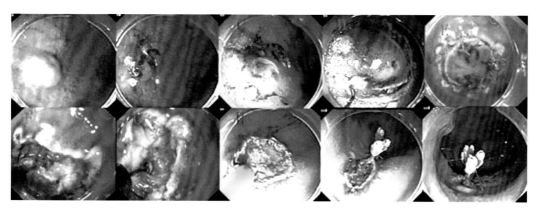

图 18-2　内镜治疗十二指肠黏膜下肿瘤

（钟芸诗　时　强）

第十九章　少见的小肠肿瘤

一、小肠在哪

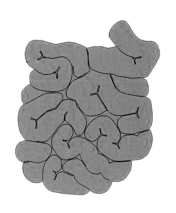

小肠位于腹中，上端接幽门与胃相通，下端通过回盲瓣与大肠相连。小肠是食物消化吸收的主要场所，盘曲于腹腔内，全长 3～5 米，分为十二指肠、空肠和回肠三部分。因为十二指肠我们已经在上章中重点谈过，这章中我们所谈到的小肠主要是指空肠和回肠。

二、常见的小肠疾病有哪些

小肠疾病主要包括五大类：①感染性疾病：大肠杆菌、耶尔森菌、空肠弯曲菌、霍乱及副霍乱弧菌、病毒等引起的感染性腹泻，结核杆菌引起的小肠结核，阿米巴、贾第虫、蛔虫、蛲虫、钩虫、绦虫等引起的小肠寄生虫病等；②肿瘤：息肉、癌、类癌、淋巴瘤、平滑肌瘤及平滑肌肉瘤、脂肪瘤及脂肪肉瘤、纤维瘤及纤维肉瘤等；③血管性病变：血管瘤、血管发育不良等；④原因不明：急性出血坏死性小肠炎、非特异性小肠溃疡、Crohn 病、Whipple 病等；⑤其他：如憩室、放射性肠炎、各种原因引起的小肠吸收不良等。

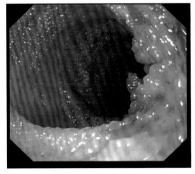
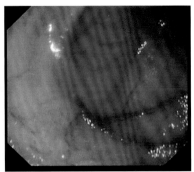

图 19-1　常见小肠疾病（克罗恩病、血管畸形）

三、小肠常见的肿瘤有哪些

小肠肿瘤是指从十二指肠起到回盲瓣止的小肠肠管所发生的肿瘤。小肠占胃肠道全长的 75%，其黏膜表面积约占胃肠道表面积的 90% 以上，但是小肠肿瘤的发生率仅占胃肠道肿瘤的 5% 左右，小肠恶性肿瘤则更为少见。小肠肿瘤的确切病因目前尚不清楚。小肠肿瘤的临床表现很不典型，一般与肿瘤的类型、部位、大小、性质及是否有梗阻、出血和转移有关。小肠肿瘤较胃肠道其他部位少见，其中良性肿瘤占 1/4，恶性者占 3/4。小肠肿瘤诊断较困难，易延误诊断及治疗。良性肿瘤常见有腺瘤、平滑肌瘤、脂肪瘤、血管瘤等，部分可恶变。

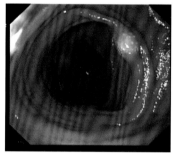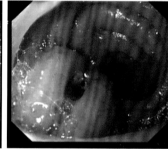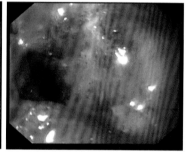

图 19-2　常见小肠肿瘤（脂肪瘤、间质瘤、腺癌）

四、小肠肿瘤有哪些临床表现

临床表现很不典型，常表现下列一种或几种症状：（1）腹痛。是最常见的症状，多因肿瘤的牵伸，肠管蠕动功能紊乱等所引起，可为隐痛、胀痛乃至剧烈绞痛，当并发肠梗阻时，疼痛尤为剧烈，并可伴有腹泻、食欲不振等。（2）肠道出血。常为间断发生的柏油样便或血便，甚至大量出血。有的因长期反复小量出血未被察觉，而表现为慢性贫血。（3）肠梗阻。引起急性肠梗阻最常见的原因是肠套叠，但绝大多数为慢性复发性。肿瘤引起的肠腔狭窄和压迫邻近肠管也是发生肠梗阻的原因，亦可诱发肠扭转。（4）包块。一般肿块活动度较大，位置多不固定。（5）肠穿孔。多见于小肠恶性肿瘤，急性穿孔导致腹膜炎，慢性穿孔则形成肠瘘。（6）类癌综合征。由类癌细胞产生的 5- 羟色胺和血管舒缓素的激活物质缓激肽所引起，主要表现为阵发性面、颈部和上躯体皮肤潮红（毛细血管扩张），腹泻，哮喘和因纤维组织增生而发生心瓣膜病。常因进食、饮酒、情绪激动、按压肿瘤而激发。大多见于类癌而有肝转移的患者。

五、怀疑小肠肿瘤时应该做哪些检查

小肠是消化道中最长的一段，由于其解剖位置、结构和生理学特点，传统的胃肠镜检查仅能对一小部分小肠黏膜进行直视检查，而其他影像学检查如小肠气钡造影、核素扫描、CT 及磁共振成像（MRI）等对小肠疾病的诊断价值也比较有限。因此，长期以来小肠一直是消化道检查的盲区，小肠疾病也由于检查手段的限制而难以得到正确诊断。近年，胶囊内镜和气囊小肠镜的发明和应用，使得全小肠检查成为可能，小肠疾病的诊断水平有了质的飞跃。目前检查小肠肿瘤的主要武器有胶囊内镜、推进式小肠镜、双气囊小肠镜、单气囊小肠镜、螺旋式小肠镜等。

（马丽黎　时　强）

第二十章　胶囊内镜——窥视小肠的微型摄像机

一、什么是胶囊内镜

胶囊内镜全称为"智能胶囊消化道内镜系统"，又称"医用无线内镜"。原理是受检者通过口服内置摄像与信号传输装置的智能胶囊，借助消化道蠕动使之在消化道内运动并拍摄图像，医生利用体外的图像记录仪和影像工作站，了解受检者的整个消化道情况，从而对其病情做出诊断。胶囊内镜具有检查方便、无创伤、无导线、无痛苦、无交叉感染、不影响患者的正常工作等优点，扩展了消化道检查的视野，克服了传统的插入式内镜所具有的耐受性差、不适用于年老体弱和病情危重者等缺陷，可作为消化道疾病尤其是小肠疾病诊断的首选方法。世界上首粒胶囊内镜于 1999 年问世，并于 2001 年获得美国食品与药物管理局（FDA）批准上市，填补了小肠无创性、可视化检查的空白，并在临床应用中得到迅速发展。胶囊内镜系统主要由摄像胶囊、数据记录仪和工作站三部分构成（图 20-1）。

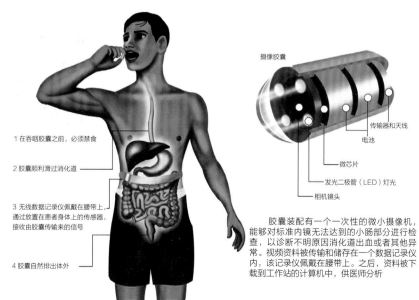

1 在吞咽胶囊之前，必须禁食

2 胶囊顺滑过消化道

3 无线数据记录仪佩戴在腰带上，通过放置在患者身体上的传感器，接收由胶囊传输来的信号

4 胶囊自然排出体外

摄像胶囊

传输器和天线

电池

微芯片

发光二极管（LED）灯光

相机镜头

胶囊装配有一个一次性的微小摄像机，能够对标准内镜无法达到的小肠部分进行检查，以诊断不明原因消化道出血或者其他异常。视频资料被传输和储存在一个数据记录仪内，该记录仪佩戴在腰带上。之后，资料被下载到工作站的计算机中，供医师分析

图 20-1　胶囊内镜

与传统内镜相比，胶囊内镜不仅具有操作方便、无创、无交叉感染、容易耐受、无需镇静剂等优点，而且拍摄的彩色图像清晰，为医师和患者提供全胃肠道图像，对小肠病变诊断率高，是小肠疾病筛查的理想方法，在高端体检中具有广阔的应用前景。对于不明原因的小肠出血，胶囊内镜是最安全有效的诊断方法，其诊断率可达 38% ~ 93%。同时，胶囊内镜对食管、胃及结肠疾病也有一定的检出率。采用胶囊内镜对消化道动力研究也有一定价值。

目前，胶囊内镜还存在一些缺点，如内镜的视野角度最大仅为 140°，视野不够宽阔，视距较短，难以观察较大或较远的病灶和扩张的肠壁全周。再者，胶囊内镜在肠道内拍摄图像是随机性行为，并没有较强的选择性和针对性，不能对可疑病灶进行重点观察。胶囊内镜主要依靠消化道蠕动波向前移行，如果移行速度太慢，则检查需时较长，甚至无法完成全小肠检查，从而使小肠疾病的检出率下降；如果移行速度过快，则可能无法发现或明确是否存在肠道病变。另一方面，胶囊随着蠕动波移行，不能人为控制其方向，也易出现漏检。此外，胶囊内镜目前仅可视物，无法进行内镜下活检和相关治疗。

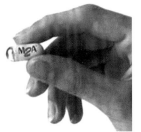
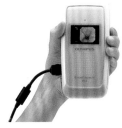

二、做胶囊内镜前需要做哪些准备

首先，肠道内容物的存在会影响对肠道黏膜的观察。通常情况下，患者检查前 12 h 禁食，检查开始 2 h 后可以喝水，4 h 后可以进简餐。

其次，胃排空时间和小肠蠕动的快慢会影响胶囊向前运行的速度，可能导致无法完成全小肠检查。研究显示，不能完成全小肠检查的发生率约为 25%。肠道清洁药物（如聚乙二醇溶液、口服磷酸钠）和消泡剂二甲基硅油或促胃肠动力药（如甲氧氯普胺、多潘立酮、替加色罗、红霉素）可以改善小肠的清洁度，并可能提高全小肠检查的成功率。

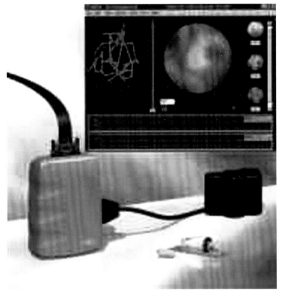

图 20-2　胶囊内镜的大小和图像显示

然而，最佳的用药类型、剂量及给药时机等，目前仍未达成共识。

三、胶囊内镜检查有哪些禁忌症及并发症

严重动力障碍、消化道梗阻、狭窄及瘘管形成是胶囊内镜检查的绝对禁忌症。体内置入心脏起搏器或其他电子医学仪器也不适合进行胶囊内镜检查。研究提示，腹部手术史、内分泌疾病（如糖尿病）、肠腔内新生物、小肠克罗恩病等为影响胶囊内镜未完成全小肠检查的主要因素。

在选择胶囊内镜检查时，医生最担心的往往是胶囊的滞留问题。研究发现，胶囊滞留率为10.0%，其中克罗恩病患者的问题最突出，滞留率达11.9%。其次为胶囊滞留在较大的憩室中。国外报告，因吞咽困难而不能完成检查者占到16.4%，我国报告相关的发生率达33.0%。

为减少胶囊内镜并发症的发生，应进一步规范胶囊内镜检查前的相关检查，如全消化道X线钡餐造影，以排除消化道梗阻及大的憩室。目前，探路胶囊系统已问世，将有助于避免胶囊滞留带给患者的手术之苦。

四、磁控胶囊内镜

传统的胶囊内镜均是随着肠道蠕动，随机拍摄照片，来诊断消化道疾病的，有一定的漏诊率和不可控性。目前一些医院已经开展磁场控制的胶囊内镜技术，原理是通过体外能产生磁场的机器操纵胃内的胶囊，理论上可以按照医生的需要，调节镜头的方向和位置，达到全面诊断的目的。

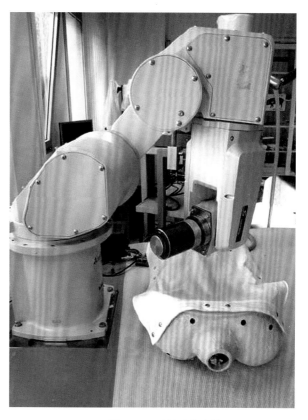

图 20-3　磁控胶囊内镜

五、胶囊内镜的明天

世界上许多国家的研究人员正在从事胶囊式微型诊疗系统的研究开发工作，从而推动着胶囊内镜朝着微型化、智能化及多功能化的方向发展。日前，日本龙谷大学与大阪医科大学共同开发出可在体外自由控制胶囊内镜动作的驱动装置，使胶囊的运动速度和方向可以从外部远程自由操控。随着技术的进步，未来胶囊内镜有可能通过准确定位，实现组织活检或药物注射，或者通过肾上腺素注射、热探头、氩离子电凝技术等实施止血。胶囊内镜还可能兼具特殊检查仪的功能，检测肿瘤标志物（如癌胚抗原），或行血清学检查，以及检测各种细胞因子、pH 值、温度及压力。

（陈世耀　周嘉敏　练晶晶）

第二十一章 小肠镜检查——小肠疾病诊断的金标准

一、什么是小肠镜检查

　　小肠是人体中最长的消化管道，位于消化道的中段，成人全长约 5~7 米，距口和肛门都很远，小肠管腔长而游离、迂曲，使内镜进镜和观察均很困难。小肠的特殊解剖结构给疾病的诊断带来一定的难度。过去小肠疾病的诊断主要依赖影像学检查，全消化道钡餐、小肠气钡双重造影、核素扫描、选择性动脉造影、B 超、CT、MRI、PET 等方法，这些检查解决了临床部分问题，但都有其局限性，敏感性和准确性较低，无法满足

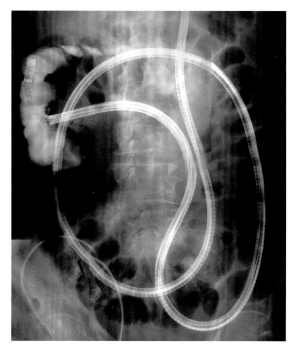 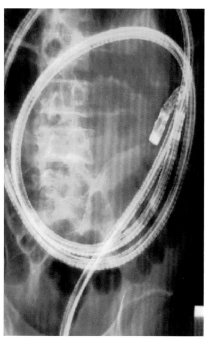

图 21-1　小肠镜经口插入到盲肠　　　　图 21-2　小肠镜经肛检查到十二指肠

临床诊断的要求。1977 年 Tada 等首次报道应用探条式小肠镜对小肠进行检查，并不断对小肠内镜检查方法进行改进和完善。2001 年山本博德在世界上率先报道了使用双气囊推进式小肠镜进行全小肠检查。双气囊小肠镜是在原先的推进式小肠镜外加上一个顶端带气囊的外套管，同时也在小肠镜顶端加装一个气囊。使用外套管后，可避免小肠镜在胃内盘曲，提高小肠镜经曲氏韧带进入空肠的插入性。在通常情况下可抵达回肠中下段，部分可达末端回肠，检查范围大大扩展，如果经口或经肛侧分别进镜的方式相结合就可能使整个小肠得到全面、彻底的检查。电子小肠镜视野广，图像清晰，并可行内镜下活检及相关治疗。

二、什么时候需要做小肠镜检查

（1）消化道出血病人，经胃镜和结肠镜检查未能发现病变，临床怀疑有小肠疾病者。（2）克罗恩病的全消化道评估。（3）不完全小肠梗阻。（4）疑有小肠器质性病变者，如小肠肿瘤、小肠吸收不良综合征、慢性腹痛及慢性腹泻等。（5）多发性息肉患者的全消化道评估。（6）小肠造影或胶囊内镜有小肠异常发现者。（7）开展小肠疾病的内镜下治疗：息肉的电切术、小肠出血的注射治疗及异物的取出术（包括滞留的胶囊内镜）等。

三、哪些人不适合做小肠镜检查

（1）明确或可疑的小肠穿孔。（2）腹腔广泛粘连者。（3）精神障碍患者不能配合。（4）急性心肌梗死及严重呼吸功能障碍者。（5）血液动力学不稳定。（6）有凝血功能障碍。（7）有其他内镜检查禁忌症者。

四、小肠镜检查前需要做哪些准备

（1）术前签署知情同意，使患者明确小肠镜检查的目的、收益及相关风险。（2）病人在术前需禁食 12 小时，并做碘过敏试验，以便需要时做造影检查。术前肌注山莨菪碱 10 mg、安定 5 mg，口服消泡剂，咽部行局部麻醉，多需要在镇静或麻醉后做内镜检查。（3）检查前将外套管套入小肠镜镜身，球囊抽气至负压，助手扶镜并固定外套管，由术者进镜。由一名护士协同操作，负责给药、观察病人和气泵操作。如果采取全身麻醉，麻醉医师负责镇静、麻醉及监测患者的生命体征。

五、小肠镜检查的常见并发症

（1）肠道穿孔和出血。（2）粗暴插镜引起食管、胃或小肠黏膜损伤。（3）注入大量气体，引起术后腹痛和腹胀。（4）损伤瓦特壶腹诱发术后胰腺炎。

六、什么是双气囊小肠镜

双气囊小肠镜（DBE）由山本博德发明并首先用于临床，于2003年推向市场。该装置是在长200 cm的镜身前端配有可装卸的气囊，另外配备长145 cm的外套管，外套管的前端也有气囊，有气泵通过两个导管分别与两个气囊相连，分别经口或经肛进镜。检查时，患者通常采取左侧卧位，但经肛进镜者可根据操作需要改变体位。进镜时，医师和助手协作配合，利用两个气囊交替固定肠管，依次进行充气、放气动作，缓慢、均匀、有效地插镜至小肠深部，以有效长度仅200 cm的内镜和柔软的外套管交替插入，来完成对全小肠的观察（图21-4）。

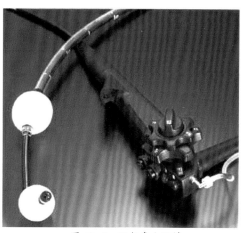

图21-3　双气囊小肠镜

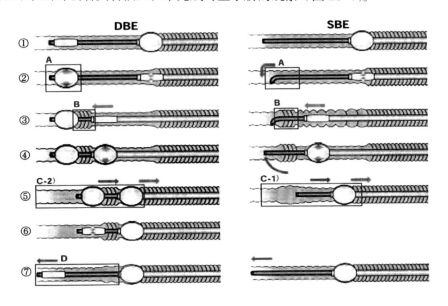

图21-4　双气囊小肠镜和单气囊小肠镜的操作示意图

双气囊小肠镜操作比较简单，受检者耐受性好，但也有并发小肠黏膜损伤甚至穿孔的相关报告。理论上，双气囊小肠镜能使整个小肠得到全面的检查，同时还可以进行活检、黏膜染色、标记病变部位、黏膜下注射及息肉切除等处理。值得关注的是，双气囊内镜在到达患部后可撤出，而外套管球囊固定在患部附近，这极大地增加了治疗装置的选择范围；外套管留于原处还便于内镜再次插入行治疗后的内镜评价。因此，这是一项非常令人振奋的内镜技术。

七、利用双气囊小肠镜诊断小肠肿瘤

小肠肿瘤起病隐匿，临床表现缺乏特异性，传统检查手段诊断小肠肿瘤的阳性率和准确率均较低。有研究对 59 例临床怀疑小肠肿瘤的患者施行双气囊小肠镜检查，通过对气囊交替充放和内镜勾拉，多角度反复观察肿瘤的形态大小、表面黏膜、病变范围和腔内生长情况，以评估肿瘤的性质，并可在最佳的视野下取组织病理活检，检出率为 88.1%。另有研究将小肠镜与超声内镜结合，可清晰显示小肠病变的层次来源与基本特征，从而提高了黏膜下层来源、腔外生长倾向肿瘤与系膜病变的检出能力。由此可见，双气囊小肠镜技术的发展为小肠肿瘤的定性、定位提供了多重的客观证据，从而逐步取代传统检查手段，成为小肠肿瘤乃至小肠疾病的重要检查手段。

八、做过胶囊内镜还要做双气囊小肠镜吗

对于胶囊内镜检查阴性的患者，双气囊小肠镜诊断率为 13.8% 左右。曾报道过，87 例经胶囊内镜检查未发现可解释其临床症状和体征的病灶或未发现疑似病灶的阴性患者进一步接受双气囊小肠镜检查，额外检出小肠病变 12 例，包括小肠憩室和小肠血管发育不良等。胶囊内镜漏诊主要是因其不能注气使肠腔展开，而找不到憩室开口，检查时无活动性出血，病变较小，图像分辨率不如电子内镜。

有国外学者对双气囊小肠镜与胶囊内镜检查结果进行对比研究，发现两者的诊断阳性率相似，但双气囊小肠镜检查发现了 2 例胶囊内镜检查未确诊的不明原因消化道出血（OGIB）患者的出血来源，更可对病灶进行相应的治疗干预。

有学者对 OGIB 患者进行的回顾性研究显示，4 例胶囊内镜检查阳性而双气囊小肠镜检查阴性的患者存在小肠粘连、癌性腹膜炎等病变，阻碍小肠镜通过小肠中段；在 11 例小肠镜检查阳性而胶囊内镜检查阴性的患者中，6 例病灶位于十二指肠或空肠近段，这是因为胶囊通过过快而遗漏病变，另外 5 例病灶位于 Roux-en-Y 术后空肠襻或憩室，

胶囊未能靠近该处。研究者建议联合应用这两种检查手段，取长补短，以优化对小肠疾病的诊断。

九、什么是单气囊小肠镜

单气囊小肠镜（SBE）由双气囊小肠镜（DBE）改进而来，其去掉了镜端的一个气囊，仅保留外套管气囊。SBE 镜端可曲度及视角范围明显增加，操作更简便。DBE 通过气囊固定肠腔，而 SBE 通过镜身前端成角勾住肠管，有操作上的优势，且不必配备专门的主机，还能实现窄带成像、自发荧光成像等特殊光源下的观察及单人操作，而 DBE 则无以上功能。

DBE 通常由 2 名医生和 1 名护士协同操作，而 SBE 仅需 1 个气囊交替充放气，镜端灵活，视角大，术中操作可由 1 名内镜医生单手完成（或辅助 1 名护士协同插镜）。SBE 通过控制在外套管端气囊充气—放气和镜端的勾拉交替固定肠腔，反复推拉外套管和镜身，不断将小肠缩短并向前推进，完成全小肠检查。操作中如遇镜身成祥、进镜困难，除采用拉直内镜，吸引肠腔内气体等方法外，还可采用变换患者体位及按压腹壁等辅助手段。当不能一次性完成全小肠检查时，可在插入极限处做标记后，以适当的间隔给气囊充气，边退镜边送气膨胀肠腔反复观察，退镜后择期改行另外一种进镜方式完成对接检查，发现病变。

SBE 镜身的头端无气囊固定，操作时，需要通过内镜先端部勾拉成角与肠腔固定，操作到深部时进镜难度加大，对操作者的技巧有更高要求。另外，由于受配件等因素的限制，目前国内开展 SBE 治疗小肠疾病的相关报告尚少。

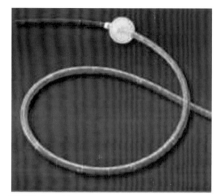
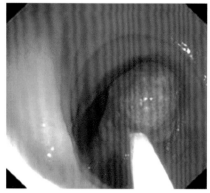

图 21-5　单气囊小肠镜及息肉切除

笔者所在的复旦大学附属中山医院曾报告，对于空肠或回肠息肉，可在 SBE 下采用圈套器电切除。对于小肠血管畸形并活动性出血，可采用注射硬化剂及金属夹夹闭血管残端成功止血。

十、什么是螺旋式小肠镜

2008 年，螺旋式小肠镜（SE）问世。SE 只是匹配双气囊小肠镜（DBE）或单气囊小肠镜（SBE）的螺旋外套管，其临床意义在于提高插镜速度，缩短检查时间。

SE 的螺旋外套管总长 118 cm，外径为 16 mm，内径为 9.8 mm，在远端 21 cm 的范围内有突起 5.5 mm 的透明螺旋纹，前端柔软且逐渐变细。该外套管近端有 2 个手柄，以便内镜医师手动旋转。手柄近端有注射润滑液的注射孔、将外套管固定于小肠镜镜身的锁定装置及防止气体和液体回流的密封装置各 1 个。SE 前端无气囊。操作时，采用螺旋技术将小肠管壁逐步套叠并固定于外套管，使内镜能迅速前行到达小肠远端，在进镜和退镜时观察各段小肠黏膜。SE 由螺旋形外套管和内镜组成，内镜可使用目前常用的双气囊小肠镜或单气囊小肠镜，甚至小儿结肠镜。因螺旋外套管不受器械限制，可广泛应用。

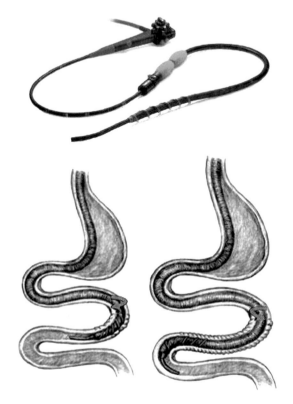

通过屈式韧带后，顺时针旋转，将小肠套叠在一起   逆时针旋转，将套叠在一起的小肠松开

图 21-6　螺旋式小肠镜

（李秀梅　秦文政　蔡明琰）

第二十二章　什么是大肠癌

一、大肠的位置和作用是什么

大肠是人体消化系统的重要组成部分，为消化道的下段，成人大肠全长约 1.5 m，起自回肠，包括盲肠、升结肠、横结肠、降结肠、乙状结肠和直肠六部分。全程形似方框，围绕在空肠、回肠的周围（如图 22-1）。大肠在外形上与小肠有明显的不同，一般大肠口径较粗，肠壁较薄。大肠的主要功能：（1）水分的重吸收（主要在结肠），每天大约可以吸收 1.5 升水分或更多；（2）存储粪便直至可以排除（主要在直肠）；（3）从消化物中吸收电解质进入血液；（4）分泌黏液，防止细菌侵入与疾病发生。

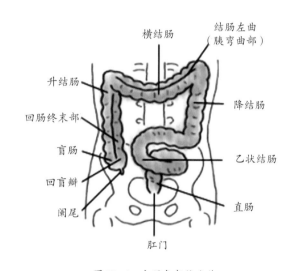

图 22-1　大肠各部位名称

二、大肠癌是什么

大肠癌，也称为结肠直肠癌，是指大肠黏膜上皮和腺体在环境或遗传等多种致癌因素作用下发生的恶性病变，包括肿瘤在结肠、直肠及阑尾的增生。大肠癌是大肠黏膜上皮起源的恶性肿瘤，是最常见的消化道恶性肿瘤之一，仅次于胃癌、食管癌。属于中医学"积聚"、"肠风"、"癥瘕"、"脏结"、"下痢"、"锁肛痔"、"脏毒"等范畴。一般认为，许多大肠癌是由大肠中的腺瘤性息肉所引发的。这些形状与蘑菇相似的肿瘤一般都是良性的，但过了一定的时间其中一些肿瘤会演变成癌症。

三、大肠癌的发病率高吗

大肠癌在不同地区，其发病率有明显区别。据世界肿瘤流行病学调查统计，大肠癌在北美、西欧、澳大利亚、新西兰等地的发病率最高，日本、智利、非洲等地则低。该病在国内的发病率亦有地区差异，沿海地区（东部地区）比内陆地区（西北地区）高发，以上海、浙江、福建为高发区。据报道，2007年全国肿瘤登记地区大肠癌的发病率男性为32.5/10万，女性为26.7/10万；死亡率男性为15.6/10万，女性为12.7/10万。由于生活条件及生活习惯的改变，我国大肠癌的发病呈上升趋势，尤其在大中城市。发病率年龄方面，据国内统计，以40~50岁为多，年龄组中位数为45岁左右，40岁以下者占全部病例的1/3左右，30岁以下者占10%左右。大肠癌的发病率随年龄的增大而逐步上升。男性大肠癌的发病率明显高于女性，约为1.6∶1。大肠癌可发生于自盲肠至直肠的任何部位，癌肿部位最常发生于直肠（约占50%）和乙状结肠（约占25%），其次为盲肠及升结肠（约占15%），再次为降结肠、肝曲及脾曲（10%）。大肠癌生长较慢，转移较晚，且大多数发生在肛管、直肠及直肠乙状结肠交界处。

四、大肠癌是怎么分类的

从大体标本上来看，大肠癌可以根据表面外形的不同，分为肿块型、溃疡型和浸润型。肿块型向肠腔内生长，常形成块状，此型浸润性小，淋巴转移发生较迟，预后较好；溃疡型则表现为溃疡的外形，可出现周边隆起，需要通过病理学检查的方法与良性溃疡鉴别；浸润型则是肿瘤从黏膜层向周围生长，侵犯肠壁的其他结构，淋巴转移较早，预后较差。大肠癌肉眼形态在左右结肠略有不同，左侧大肠癌浸润型多见，易引起肠壁狭窄，早期出现梗阻症状，右侧结肠癌则以肿块型多见。

从组织学分型上来看，大肠癌可分成腺癌、黏液癌和未分化癌。腺癌又可分为高分化腺癌、中分化腺癌和低分化腺癌。根据癌细胞的分化情况，我们通常可以判断出癌症的恶性程度。如果癌细胞的分化程度越好，则其形态越接近正常组织，癌肿发展速度较慢，恶性程度也较低。反之，如果癌细胞分化程度低，形态和正常组织差异大，则通常恶性程度较高。为了方便判断疾病的预后，制定合理的治疗方案，还应根据肿瘤大小及浸润深度、病变的范围、周围淋巴结及远处转移的情况将大肠癌分为早期和晚期大肠癌。早期大肠癌因病变范围较小，故常无明显的症状，如果出现症状，则病变范围已较大，多属中晚期。中晚期大肠癌根据病变部位的不同常可出现各种不同的症状。所以对于大肠癌发病的高危人群来说，定期进行结肠镜检查对于早期发现结肠癌至关重要。当然发生在大肠的恶性肿瘤并不都属于大肠癌，比如阑尾发生的肿瘤可以是淋巴瘤，而起源于黏膜下层或肌层的肿瘤则以肉瘤居多。不过从发病率来看，仍以大肠癌比例最高，淋巴瘤及肉瘤均很少见。

（许　东）

第二十三章　大肠癌的分期和发展过程

一、大肠癌的分期

结肠癌的临床分期传统上采用的是 Dukes 分期，此分期由英国著名的大肠癌专家 Dukes 创立，以肿瘤浸润最大深度为依据，将大肠癌分为 A、B、C 三期。A 期：肿瘤限于肠壁内。A0 期：癌局限于黏膜。A1 期：癌局限于黏膜下层。A2 期：癌侵及肠壁肌层未穿透浆膜。B 期：肿瘤已侵及肠壁外。病变侵及浆膜，或周围组织和器官，但尚可一并切除。C 期：无论肿瘤侵及哪一层，只要伴有淋巴结转移即为 C 期。C1 期：伴病灶附近淋巴转移（指肠壁旁或边缘血管旁淋巴结转移）。C2 期：伴供应血管和系膜切缘附近的淋巴结转移。该分期方法简便，易于掌握，已沿用多年。此外，应增加 D 期，指癌肿伴有远处器官转移，局部广泛浸润或淋巴结广泛转移，不能根治性切除。

二、TNM 分期

1.原发肿瘤（T）分期

Tx：原发肿瘤无法估计。

T0：临床未发现肿瘤。

Tis：原位癌。

T1：肿瘤侵及黏膜下。

T2：肿瘤侵及肌层。

T3：肿瘤穿透肌层至浆膜下或至无腹膜的结肠周围或直肠周围组织。

T4：肿瘤穿透脏器或直接侵犯其他器官或结构。

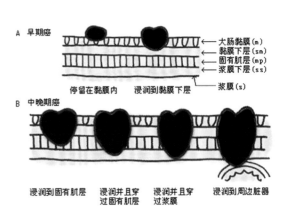

即便是中晚期，若癌症已浸润过浆膜或浸润到周边的脏器时，将被视为晚期癌

图 23-1　根据癌的浸润深度进行的早期癌、中晚期癌分类

2. 区域淋巴结（N）分期

Nx：区域淋巴结情况不详。

N0：无区域淋巴结转移。

N1：结肠或直肠周围有 1~3 个淋巴结转移。

N2：结肠或直肠周围有 ≥ 4 个淋巴结转移。

N3：任何直肠上血管旁淋巴结转移。

3. 远处转移（M）分期

Mx：有无远处转移不详。

M0：无远处转移。

M1：有远处转移。

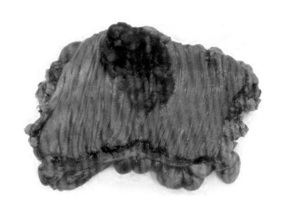

4. TNM 分期

0 期：Tis N0M0。

I 期：T1~2 N0M0。

IIA 期：T3 N0M0。

IIB 期：T4 N0M0。

IIIA 期：T1~2 N1M0。

IIIB 期：T3~4 N1M0。

IIIC 期：任何 T、N2M0。

IV 期：任何 T、任何 N、M1。

三、大肠癌的发展过程

大肠癌是常见的消化道恶性肿瘤，可发生在结肠的任何部位。目前研究认为，大肠癌的癌前疾病主要包括大肠腺瘤、炎症性肠病及一些家族遗传性综合征。由于癌瘤生长速度缓慢，在其达到产生症状、体征之前要经过相当长的时间。在美国，结肠癌占全部癌死亡原因的第二位。在我国大部分省市，死亡率占全部恶性肿瘤死亡率的第五至第六位，近年来有上升趋势。其发病率随年龄而增长，从 40 岁开始上升，60~75 岁达到峰值。所以，对于排便异常的患者来说，行结肠镜检查是非常有必要的，如发现大肠息肉或病理确诊为腺瘤，建议行内镜下息肉切除术，避免将来有可能发展为恶性肿瘤。

（雷天霞）

第二十四章　如何早期发现大肠癌

一、影响大肠癌发病的因素是什么

大肠癌包括结肠癌与直肠癌，是常见的恶性肿瘤。本病以男性较多见，男女比例约 1.65：1，约 75% 的发病年龄在 31～60 岁，发病高峰在 45 岁左右，但 30 岁以下的青年型大肠癌并不少见。本病在我国的发病特点为：大肠癌的发病年龄比欧美提前约 10 年，且青年型大肠癌比欧美多见；大肠癌常见于结肠下段，国内所见近半数位于直肠，比欧美直肠癌的发生率高。大肠癌的病因尚未明确，可能与下列因素有关：

（1）饮食因素：大肠癌的发病情况在不同国家、不同地区差异很大，一般认为高脂食谱与食物纤维不足是主要发病原因。高脂肪饮食，特别是含有饱和脂肪酸的饮食，食后使肠内的胆酸、胆固醇量增加，在肠道细菌的作用下，此两者的代谢产物可能为大肠癌的致病物质。食物纤维（如纤维素、果胶、半纤维、木质素等）能稀释肠内残留物，增加粪便量，使粪从肠道排空加快，减少致癌物质和大肠黏膜接触的机会，故进食富含纤维的食物可减少大肠癌的发病机会。

（2）结肠息肉：据统计，大肠癌的发病率在有结肠息肉者高出无结肠息肉者约 5 倍。结肠息肉主要为管状腺瘤与乳头状腺瘤（亦称绒毛状腺瘤）。组织病理学证实，结肠腺瘤可癌变，尤其是后者的癌变率可达 40%～50%，家族性多发性结肠息肉病，癌变发生率更高。

（3）慢性大肠炎症：溃疡性结肠炎的大肠癌发生率高于正常人群 5～10 倍，慢性细菌性痢疾、慢性阿米巴肠病以及克隆病发生大肠癌者比同年龄对照人群高。研究认为，在炎症增生的过程中，常可形成炎性息肉，进而发生癌变，但所需时间较长，比结肠息肉的大肠癌发生率低。女性生殖系癌经放射治疗后，常引起放射性直肠结肠炎，少数可发生癌变。慢性血吸虫病，因肠壁虫卵沉积与毒素刺激，可能导致肠黏膜慢性溃疡、上皮增生、炎性息肉形成，进而引起癌变。

（4）其他因素：亚硝胺类化合物，可能是大肠癌的致病因素之一。钼是硝酸还原酶作用中不可缺少的成分，当土壤中钼含量减少或缺乏时，可使植物中的硝酸盐积聚，而硝酸盐是形成亚硝胺的前身。原发性与获得性免疫缺陷症也能成为本病的致病因素。

二、出现什么症状时要提高警惕

随着人们生活水平的提高，大肠癌在我国的发病率有增加趋势，但其为消化道疾病，常以消化不良、胃肠炎，或慢性结肠炎、痔疮、肛瘘等误诊、漏诊或延迟就诊。因此，如发现以下情况，请及时到较大医院普外科就诊，并可要求做相关检查。

（1）大便性状和习惯改变：①便血；②脓血便和黏液便；③大便习惯改变：大便习惯改变包括便秘、腹泻或二者交替，排便不尽，排便困难等；④大便形状改变：肛肠肿瘤在生长到一定大小时常使大便形状改变，表现为大便变细变形。

（2）腹痛和腹部不适：是肛肠肿瘤的常见症状，原因如下几个方面：①肿瘤局部侵犯；②肿瘤所致的肠道刺激；③肿瘤所致肠梗阻、穿孔等。

（3）腹部肿块。

（4）急慢性肠梗阻：当肿瘤生长到一定大小后，可以阻塞肠腔引起完全性或不完全性梗阻症状。特点是常呈进行性加重，非手术方法难以缓解。

（5）慢性消耗性表现：随着疾病的进展，患者可以出现不明原因的慢性消耗性表现，如贫血、消瘦、乏力等。

（6）急性结肠穿孔和腹膜炎表现。

（7）肿瘤转移引起的临床表现：①肿瘤局部浸润引起的症状：腰部及骶部的酸痛、胀坠感；坐骨神经和闭孔神经痛；阴道流血和血尿，肿瘤累及两侧输尿管时出现尿闭、尿毒症；下肢水肿等。②肿瘤血道播散引起的症状：转移最常见的部位是肝、肺、骨，临床上可出现相应的症状。③种植播散引起的临床症状：慢性腹痛、腹水等。④淋巴道转移的临床症状：腹股沟淋巴结肿大。

三、如出现上述不适应该做哪些检查

（1）直肠指检。是主要的检查方法，因为大肠癌中大部分发生在直肠和乙状结肠。在直肠癌中75%可通过直肠指检发现肿块。建议40岁以上的人群以及有慢性腹泻、便秘、痔瘘患者，每年要检查一次，尤其出现便血、便频、大便中有黏液以及里急后重等排便习惯异常者，均应做直肠指检。

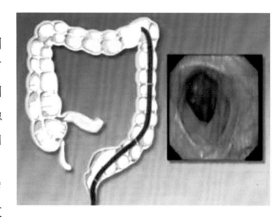

（2）大便隐血试验。简便易行，费用低廉，40 岁以上的人群每年检查一次，可作为大肠癌大规模普查的初筛方法。如阳性，则进一步做纤维结肠镜检查。大便隐血试验还可检出胃溃疡、胃癌、大肠息肉等消化道疾患。

（3）乙状结肠检查。有条件者从 50 岁开始检查第一次。凡有便血或大便习惯改变，经直肠指检无异常发现者，应常规进行纤维结肠镜检查。

如果确诊为大肠癌，那也并不可怕，早期患者，如进行了正确的治疗，可以得到治愈。

（史美娜）

第二十五章 专家点评⑤：姚礼庆教授
教你识别大肠癌

一、大肠癌有哪些症状

（1）排便习惯改变：常为最早出现的症状，多表现为排便次数增多、腹泻、里急后重感，或便秘、排便困难，或者两者交替出现。这是由于肿瘤对肠道的刺激或堵塞肠腔，浸润肠管所致。

（2）大便性状改变：也常为最早出现的症状，主要是便血、黏液便和大便形状变细变扁。

（3）腹痛：也是结肠癌常见症状之一，常为定位不确切的持续性隐痛，或仅为腹部不适或腹胀感。

（4）腹部肿块：多为肿瘤本身引起。当癌肿侵及肠壁全层后与邻近的脏器或肠腔粘连，也是形成腹块的另一原因。

（5）肠梗阻症状：多表现为慢性低位不完全性肠梗阻。

（6）会阴部疼痛：常为直肠癌的盆腔广泛转移所致。

（7）全身症状：由于慢性失血、癌肿溃破、感染、毒素吸收等，出现贫血、消瘦、乏力、低热等，其中尤以贫血最易忽视。

二、哪些属于大肠癌发病高危人群

这里所指的高危人群，是指比正常人群更容易患大肠癌的人群。一般高危人群包括：（1）大肠癌高发区 40 岁以上有症状的人群；（2）患过大肠癌手术后的人群；（3）患过大肠息肉经肠镜下电灼术后的人群；（4）有大肠癌家族史的直系亲属；（5）有大肠息肉家族史的直系亲属；（6）溃疡型结肠炎患者；（7）有血吸虫性直肠肉芽肿的患者；（8）胆囊切除术后的人群。

三、高危人群如何早期发现大肠癌

这些人即使无症状也必须定期去医院进行结肠镜的检查。我们建议每 1～2 年做肠镜检查 1 次，这样有利于发现癌前期病变——大肠腺瘤和早期癌，使患者能获得及时治疗。

四、一般人群如何早期发现大肠癌

（1）年龄：据统计 94% 新发结直肠癌病例和 91% 的结直肠癌死亡病例的年龄大于 50 岁，因此，对于 50 岁以上的患者，尤其需要引起注意。

（2）性别要求：据统计，男性患结直肠癌的几率比女性高 35%，因此，男性患者对于常规的筛检更应引起重视。

（3）筛检要求：每年 1 次粪便隐血试验；每 3 年 1 次结肠镜检查。

（4）每年咨询专业医师是十分必要的。专业医师可给予仔细的病史采集、专业的指导意见，使健康检查更有效。

第二十六章　为什么要做大肠癌筛选

一、为什么要做大肠癌的筛选

大肠癌是指来自于大肠黏膜上皮的肿瘤，主要包括肛管癌、直肠癌和结肠癌。我国大肠癌发病率已占到常见肿瘤的第四位，仅次于肺、胃、肝癌。据统计，我国发病率的上升速度远远超过 2% 的国际水平，直逼 5%，每年新发病例高达 40 万，更可怕的是大肠癌的发病人群已经呈现年轻化的趋势。

您还记得那些被大肠癌带走生命的耀眼人物吗？英国著名电影演员奥黛丽·赫本，人民的好干部牛玉儒，均瑶集团董事长王均瑶，著名导演杨德昌……人们大多对大肠癌的早期症状重视不足，不愿意到医院就诊，导致长期延误诊断，直至失去早期治愈的机会，进而在短期内失去生命。

医学研究显示，各期大肠癌患者的 5 年存活率分别是：Ⅰ期 95% 以上，Ⅱ期 80%，Ⅲ期 50% ~ 60%。目前能早期确诊的大肠癌患者比例仅为 5%。大肠癌筛检可以明显降低大肠癌的发病率和病死率，起到良好的预防效果。

二、哪些人属高危人群

临床实践证明，以下六类人群属于大肠癌的高危人群：

（1）30 岁至 40 岁以上有消化道症状者，尤其是便血、大便频数、黏液便及腹痛者。

（2）大肠癌高发区，主要是大城市内的中老年人。

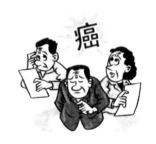

（3）有大肠癌癌前病变者，如大肠腺瘤、溃疡性结肠炎、血吸虫病者。从大肠腺瘤发展到大肠癌通常需要 5 ~ 10 年。

（4）有大肠癌家族史、家族性息肉病史以及遗传性结肠病者。如父母、兄弟姐妹和子女中有一人患大肠癌，则本人患该病的危险性增加。家族性息肉病是由结肠腺瘤性息肉病基因的先天或获得性缺陷所致，该基因的突变多发生在 20 ~ 30 岁时，可导致大肠发生成百上千个腺瘤。40 岁以后，携此基因者几乎 100% 发生癌变。

（5）有盆腔放疗史者。

（6）有胆囊或阑尾切除史者。

三、如何筛选大肠癌

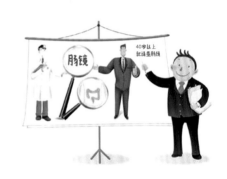

早期大肠癌可以积极手术治疗，并且术后具有相对较高的生存率。预防与早期发现大肠癌成为人们首要准则。那么我们对人群该如何筛选大肠癌呢？

（1）重视早期症状：早期大肠癌症状隐匿，或仅有腹痛、腹泻、便血、排便习惯改变等肠道常见症状。患者极易认为自己的不适为痔疮、菌痢、肠炎等。因此肠道症状应予以重视，对原因不明的贫血患者，亦建议做钡剂灌肠或纤维结肠镜检查，排除大肠癌的可能。

（2）常规肛门指检：我国下段直肠癌占直肠癌的 77.5%，远比国外多见，肛门指检可发现距肛门 7 ~ 8 cm 之内的直肠肿瘤，并且操作简便，无需设备，具有经济有效的优点。凡老年人检查应常规行肛门指检。病人有便血、大便习惯改变、大便变形等症状，也应常规行肛门指检。

（3）粪便隐血检查：早期大肠癌没有明显的临床症状，但肿瘤组织的坏死和表面黏膜充血，可以使粪便中混有肉眼难以觉察的血液。大便隐血试验已经成为监测大肠癌的最有价值的方法之一。

（4）电子结肠镜检查：电子结肠镜检查能检出 95% ~ 99% 的大肠癌，在进行结肠镜检查时，不仅能发现腺瘤，还能进行预防性切除，因此可大大降低大肠癌的发病率。电子结肠镜可清晰地观察全部结肠，并可在直视下钳取可疑病变进行病理学检查，有利于早期及微小结肠癌的发现与确诊，进一步提高了本病的诊断正确率，是最重要的结肠癌检查方法。

（5）钡灌肠 X 线检查：病变在乙状结肠上段或更高位置者，需进行 X 线钡剂灌肠检查。普通钡灌肠 X 线检查对较小的大肠癌容易漏诊，最好采用气钡双重造影，可提高放射学诊断的正确率，并显示癌肿的部位与范围。此方法比结肠镜便宜，也可检查全结肠病变。但检查阳性者仍需要做结肠镜以确定病变性质，而且小的腺瘤容易漏诊。

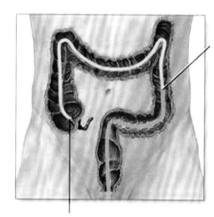
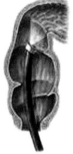
乙状结肠镜检查

全结肠镜检查

（6）分子生物学与遗传学检测：大肠癌的发生与多基因突变共同作用有关，应用基因诊断技术筛查和随访大肠肿瘤家族中易感者，有利于大肠癌的早期发现、早期治疗。

四、筛选后有些病人为什么要做肠镜

患者在门诊就诊时，经常会咨询医生自己因为害怕肠镜检查，可以选择肛指、CT、B 超等检查码？它们可以代替肠镜检查吗？对比现有的各种检查技术手段，无论是传统的 X 线（钡餐、钡灌肠、气钡双重造影）、B 超检查，还是先进的 CT、MRI、PET-CT 等检查手段，均不如肠镜检查直接和准确。目前诊断大肠癌最直接、最有效的途径就是肠镜，而且其他检查如果怀疑有问题，最终还是要做肠镜来确诊。另外，许多疾病都需要肠镜来鉴别和确诊，如溃疡性结肠炎和克隆恩病。

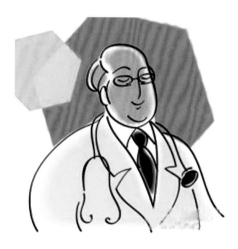

肠镜检查具备其他检查所不具有的三大优势：预防、诊断和治疗。

（1）预防：肠镜能在直视下发现并收集活组织标本，可检出无明显自觉症状的大肠癌前病变或早期大肠癌。大肠息肉、家族性大肠腺瘤病、溃疡性结肠炎等，属癌前期病变，大肠息肉是大肠癌发生的主要病因。肠镜下早期发现，就能尽早治疗，有效预防大肠癌的发生。

（2）诊断：肠镜能直视观察肿瘤的位置、大小、形态、侵犯肠管的范围等。新兴的放大电子肠镜可以进行显微观察，明确诊断病变是腺瘤还是癌，也可判断癌组织的浸润深度，了解其病理分化程度，这些优势是其他检查所不具有的。

（3）治疗：目前，肠镜下可以开展各种疾病的内镜治疗，包括内镜下肠道息肉切除术、早期大肠癌的内镜黏膜切除术（EMR）和内镜黏膜下剥离术（ESD），以及肠道恶性肿瘤引起的肠腔狭窄肠镜下金属支架植入术等。

（姚礼庆　刘靖正　张　震）

第二十七章　如何做好肠道准备

一、哪些内镜检查需要做肠道准备

随着消化内镜技术临床应用的普及，越来越多的患者在内镜检查前需要进行良好的肠道准备，而肠道准备的质量直接影响消化内镜的诊疗效果。肠道准备是指口服或灌肠清洁肠道的方法，广泛用于肠道外科术前以及结肠镜、小肠镜、胶囊内镜诊疗和影像学（如肠道 CT 等）检查前。

二、肠道准备的目的和要求

结肠镜是诊断和筛查结肠病变的重要手段，但其诊断的准确性和治疗的安全性很大程度上取决于肠道清洁的质量。一种理想的结肠镜肠道准备方法应该具有以下特点：（1）能短时间内排空结肠的粪便；（2）不引起结肠黏膜的改变；（3）不会引起患者不适，依从性好；（4）不导致水电解质的紊乱；（5）价格适中。

三、常用肠道清洁剂的选择和用法

目前临床上常用的肠道清洁剂各具特点，口服肠道清洁剂的选择需要综合考虑患者的基础疾病、接受程度、诊疗目的、制剂优缺点以及用药史等因素，并予以针对性的指导。理想的清洁肠道时间不应超过 24 h，内镜诊疗最好于口服清洁剂结束后 4 h 内进行（无痛结肠镜检查建议在 6 h 后进行）。

1. 聚乙二醇电解质散（PEG）

目前国内常用制剂包括舒泰清、和爽、恒康正清、福静清等。PEG 是目前国内应用最普遍的肠道清洁剂，作为容积性泻剂，通过大量排空消化液来清洗肠道，不会影响肠道的吸收和分泌，因而不会导致水和电解质平衡紊乱。在内镜检查前4~6 h，服用PEG等渗溶液2 000~3 000 mL，每10 min服用250 mL，2 h内服完。如有严重腹胀或不适，可放慢服用速度或暂停服用，待症状消除后再继续服用，直至排出清水样便，可以不再继续服用。对于无法耐受一次性大剂量PEG清肠的患者，可考虑分次服用方法，即一半剂量在肠道检查前一天晚上服用，一半剂量在肠道检查当天提前4~6 h服用。PEG的口感对于患者的依从性尤其重要。近年来，国内研发了PEG的新剂型，有不含硫酸钠的聚乙二醇（SF-PEG），由于其钾含量减小，并完全去除硫酸钠而改善了PEG的气味及口味，患者耐受性及安全性更好，适用人群更广泛；也有新剂型对PEG的口味进行了改良，改良后的溶液口感好，更好地提高了患者的依从性。PEG常见不良反应是腹胀、恶心和呕吐，罕见过敏性反应如荨麻疹。特殊人群（如电解质紊乱、晚期肝病、充血性心力衰竭和肾衰竭患者）服用该溶液是安全的，也是孕妇和婴幼儿肠道准备的首选用药（具体用量由专科医师决定）。

2.硫酸镁

硫酸镁是传统的肠道准备清洁剂，因其服用水量少，可随后增加饮水量，患者依从性好，价格便宜，国内应用也较为普遍。高渗的硫酸镁溶液将水分从肠道组织吸收到肠腔中，刺激肠蠕动而排空肠内容物。在内镜检查前4~6 h，硫酸镁50 g稀释后一次性服用，同时饮水量约2 000 mL，大多数患者即可完成充分的肠道准备。由于镁盐有引起肠黏膜炎症、溃疡的风险，并有造成黏膜形态改变的可能性，不推荐确诊及可疑的炎症性肠病患者服用，慢性肾脏疾病的患者也不宜使用。

3.磷酸钠盐

国内现有制剂为辉灵，主要成分为磷酸氢二钠和磷酸二氢钠。高渗的磷酸钠溶液是将水分从肠道组织吸收到肠腔中，与PEG的肠道清洗效果相似，但是口服磷酸钠溶液剂量少（1 500 mL），患者依从性好，腹胀、恶心和呕吐等胃肠道不良反应小，在镁盐、PEG无效或不可耐受的情况下可以选用。建议分2次服用，每次间隔12 h，可在内镜检查前一天下午6点和内镜检查当天早上6点各服1次。每次标准的剂量为45 mL，用750 mL水稀释，建议在可耐受的情况下多饮水，直至出现清洁水样大便。但因磷酸钠盐制剂是高渗性溶液，在肠道准备过程中可伴有体液和电解质紊乱，因此在老年人群、慢性肾病、电解质紊乱、心力衰竭、肝硬化或者服用血管紧张素转换酶抑制剂的患者中慎用。

4. 中草药

国内常用制剂为番泻叶或蓖麻油，在某些单位尚作为肠镜前的肠道清洁药物。番泻叶引起腹痛、腹胀等不良反应较常见，而且有时会导致肠黏膜的炎症改变。可于结肠镜检查前晚用番泻叶 20 g+400 mL 开水浸泡 30 min 饮服，也可以番泻叶加 20 倍水量，80 ℃浸泡 1 h。蓖麻油一般于检查前 6~8 h 服用，一般在服药后 0.5~1 h 开始腹泻，持续 2~3 h。

5. 其他肠道清洁剂

复方匹可硫酸钠（吡苯氧磺钠）属刺激性泻药，直接作用于肠黏膜而促进肠道平滑肌的收缩，并增加肠腔内液体分泌，产生温和的缓泻效果，与镁盐组成复方制剂可用于肠道准备，国内即将上市。既往甘露醇溶液也用于结肠镜前的肠道准备，属高渗性泻剂，可于 30 min 内口服 10% 甘露醇溶液 1 000 mL，但因肠镜下电凝或电切有引起气体爆炸风险，目前已不建议用于结肠镜治疗。包含氯化钠、氯化钾和硫酸镁的复方电解质溶液也可用于肠道准备。

四、哪些人不适合口服肠道清洁剂

消化道梗阻或穿孔、严重的急性肠道感染、中毒性巨结肠、意识障碍、对其中的药物成分过敏、无法自主吞咽的患者（这种情况下鼻饲胃管可能有用），及回肠造口术者不适合口服肠道清洁剂。另外，慢性肾脏疾病患者建议使用聚乙二醇制剂；血液透析患者建议使用聚乙二醇或镁盐；腹膜透析患者建议使用聚乙二醇制剂；肾移植受者不应选择磷酸钠盐；充血性心力衰竭患者建议使用聚乙二醇制剂，禁止使用磷酸钠盐；肝硬化者首选聚乙二醇。建议服用血管紧张素转换酶抑制剂患者在口服肠道清洁剂当天及之后 72 h 内不应继续使用。利尿剂应在口服肠道清洁剂时暂停 1 d，在口服肠道清洁剂当天及之后的 72 h，建议停止使用非甾体抗炎药（NSAIDs）。用胰岛素、口服降血糖药控制血糖的患者，应避免在检查前日服用肠道清洁剂。严重溃疡性结肠炎患者慎用肠道清洁剂。有肠道狭窄或便秘等肠内容物潴留的患者，应谨慎给药，以免引起肠内压升高。冠心病、陈旧性心肌梗死或肾功能障碍的患者慎用肠道清洁剂。

五、肠道准备有哪些辅助措施

（1）饮食限制：建议患者在内镜检查前 1 d 开始低纤维饮食，以提高肠道准备的清洁度。但对于饮食限制的时间不建议超过内镜检查前 24 h。

（2）促胃肠动力药物：胃复安、多潘立酮等促胃肠动力药不能改善肠道准备的耐受性或肠道清洁程度。因此，并不推荐常规使用促动力药物辅助肠道准备。

（3）祛泡剂：内镜检查时黏膜附着的泡沫会影响黏膜观察，据报道有 32%~57% 的患者在结肠镜检查中会遇到泡沫。二甲基硅油（西甲硅油）能有效消除肠道准备过程中气泡的产生，建议可以辅助使用，尤其在胶囊内镜等对肠道清晰度要求较高的检查准备中更显必要。二甲基硅油最常用的剂量为 120~240 mg（西甲硅油 3~6 mL）或 30% 溶液 45 mL，可与泻药给药时一起使用。

（4）联合灌肠：内镜诊疗前联合灌肠并不能提高口服肠道清洁剂的肠道准备效果，故不推荐常规使用。对于不能获得充分肠道清洁的患者，可以清洁灌肠或者第二天再次进行加强的肠道准备。

（5）患者告知及宣教：因为肠道准备过程较为复杂，因此对患者的指导显得尤为重要。肠道准备前应充分对患者进行口头和书面告知肠道准备的目的和方法，从而提高患者服用肠道清洁剂的依从性。

六、慢性便秘患者的肠道准备有什么特殊的地方

伴有长期便秘的患者肠道准备效果差，可采用分次服用、预先使用缓泻剂或联合使用促胃肠动力药物的方法提高效果。PEG 清洁剂建议分 2 次口服，在正式肠道准备前 2~3 d 服用缓泻剂（如吡沙可啶、番泻叶、果导等），或 PEG 服用前 30 min 加服莫沙必利 10~15 mg，可提高 PEG 肠道准备的质量。高龄或慢性疾病患者在肠道准备期间可予以静脉补液等措施，保持水和电解质平衡。

七、小肠镜及胶囊内镜的肠道准备有什么特殊的地方

气囊辅助式小肠镜和胶囊内镜的主要检查目的在于小肠，因此对于结肠的清洁程度要求不高。经口小肠镜的肠道准备禁食 12 h 即可，经肛小肠镜的肠道准备要求同结肠镜。PEG 同样适用于胶囊内镜的肠道准备，PEG 联合祛泡剂可提高小肠的图像质量，但是促胃肠动力药物不能提高图像质量和全小肠检查成功率。

（黄玉林　张轶群）

第二十八章　无痛肠镜——你的理想选择

一、什么是肠镜检查

肠镜检查是经肛门将肠镜循腔插至回盲部，从黏膜侧观察结肠病变的检查方法。它是诊断大肠黏膜病变的最佳选择，通过安装于肠镜前端的电子摄像探头将结肠黏膜的图像传输给电子计算机处理中心，显示于监视器屏幕上，可观察到大肠黏膜的微小变化。

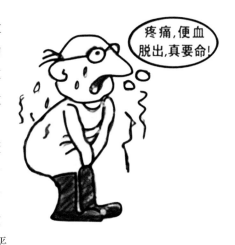

结肠镜检查是目前发现肠道肿瘤及癌前病变最简便、最安全、最有效的方法，也是诊断大肠疾病最直接和最准确的方法。但肠镜检查是一种侵入性检查方式，有一定的不适和并发症。被检查者常见的不适为因空气进入肠中引起的胀气、恶心、疼痛以及随之而来的恐惧感，有些人甚至会因过度紧张及恐惧而产生肠痉挛，使肠镜检查不能顺利进行。

结肠镜从肛门口伸进直肠、乙状结肠、降结肠、横结肠、升结肠、盲肠至小肠开口，整个长度超过一米。肠镜要在弯弯曲曲的肠道内前进，常会压迫、牵扯、拉紧肠壁外层，使受检者产生想排便、绞痛、腹胀等不适感觉。普通肠镜检查中，由于疼痛、不适而拒绝继续检查的患者比较多，部分患者会痛得做不下去。也有患者在检查过程中因为疼痛而继发引起血压升高、心率加快、呼吸不畅等使检查被迫停止，导致失败。因此，不少人畏惧肠镜检查而不愿意接受肠镜下的诊疗，致使大肠肿瘤不能早期确诊而延误治疗。

二、哪些人需要做肠镜检查

如果有不明原因的便血（或者粪便隐血试验阳性）、缺铁性贫血、大便形态改变以及不明原因慢性腹泻，这些人都应该接受肠镜检查。此外，大肠息肉、肿瘤出血等病变可以在肠镜下进行治疗，结肠术后及结肠镜治疗术后需定期复查肠镜。

在我国，结直肠癌也就是大肠部位恶性肿瘤的发病率已上升到各种肿瘤的第四位，仅次于肺癌、胃癌、肝癌。通过肠镜检查，除了了解肠道黏膜的情况外，还可以发现肠道内有无息肉。如果发现了息肉甚至早期癌变，可通过内镜下手术治疗，90% 的人是可以治愈的。因此对于普通人群，如有肠道不适或大便形态异常，建议接受肠镜检查以进行大肠癌普查。

三、肠镜检查中的注意事项

检查时取左侧卧位，双腿弯曲，全身自然放松，正常呼吸（个别情况下医生会告知患者更换体位采取平卧位及右侧卧位）。为了方便进镜或看清肠腔的黏膜形态，医生需要向肠腔内注入少量空气以扩张肠腔，此时患者常感到腹胀，有解大便的感觉。此时做深呼吸，放松，可减轻不适感。如果腹痛、腹胀不能忍受时可告知医生吸出适量气体，休息片刻后再行检查。另外，由于大肠弯曲迂回，有时肠子的弯曲角度太大，或患者有腹部手术史或肠粘连，肠镜在通过时，患者会感到一些胀痛。这时最好做深呼吸，不要过度紧张，否则易发生肠痉挛，增加医生进镜的难度与风险，延长操作时间。

四、肠镜检查后应注意哪些问题

在退出肠镜前，医生会尽量吸出先前注入的气体。若检查结束仍有腹胀、腹痛，不要紧张，可轻揉腹部，放松肛门排气。检查结束后可观察半小时至 1 小时，基本恢复后可离院。待腹部不适症状减轻或消失后可清淡饮食。做病理检查或息肉电切术的患者，术后可能有少量大便带血现象，一般无需特殊处理，如果出血较多或持续腹痛应及时告知医生，以免发生意外。

五、什么是无痛肠镜，为什么推荐无痛肠镜

无痛肠镜，即在患者无知觉的情况下进行肠镜检查和治疗，实质是在检查前经静脉

肠镜检查体位，左侧卧位，双腿屈曲，右腿弓起呈90度

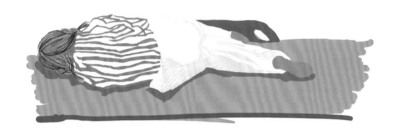

肠镜检查前更换检查裤，以免弄脏您的裤子

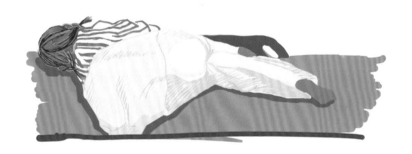

请脱去您的全部裤子，换上检查裤，开洞口朝后

注射一种起效快、有效时间短、作用确切的麻醉药物，使患者在数秒钟内入睡，完成全部检查后即刻停止注射麻醉药，患者在短时间内即能苏醒。在整个麻醉过程中，麻醉师密切观察患者的呼吸、血压、血氧饱和度及心率状况，内镜操作医师的检查和一般肠镜相同。患者在进行无痛肠镜诊疗时，内镜医生可以相对不考虑操作时间，从容、仔细、彻底完成检查或治疗，减少漏诊、漏治，从根本上避免了因患者不能耐受而导致诊疗操作中断情况的发生。整个无痛肠镜检查过程中不会有任何的不适和痛苦感觉，因此越来越受到患者的喜爱。

与普通肠镜检查相比，无痛内镜具有以下优势：

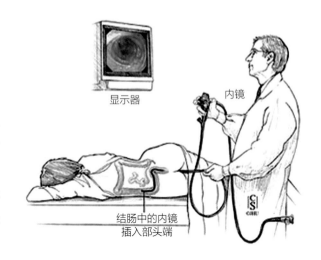

显示器　　　　内镜

结肠中的内镜
插入部头端

1. 它能使受检查者在毫无痛苦、恐惧、害怕及紧张的状态下完成检查，对整个检查过程无记忆、无痛苦感觉，显著提高了检查的耐受性。

2. 受检查者处于安静睡眠状态，没有呻吟、叫喊等不适的表现，肠壁松弛有利于进镜操作。同时，室内安静有利于内镜医生专心检查和治疗。

3. 诊断率更高，安全性更高，有高血压、心脏病等的患者，不会因为做肠镜时的情绪紧张，而引起血压升高、心率增快等并发症的发生，因此内镜诊断和治疗更加安全。

无痛肠镜的优势主要是无痛苦，舒适轻松，病人可在无痛状态下完成整个检查和治疗过程，无痛苦感，无不适感，减轻了患者的恐惧心理，提高了病人的耐受性。无痛肠镜耗时短，肠镜检查只需 3～5 分钟即可完成检查；检查恢复也快，病人一般只需休息 10～30 分钟即可回家。

需要特别指出的是，无痛肠镜检查也存在发生率不到千分之一的不良反应，主要包括低血压、心动过缓、呼吸抑制、呃逆等。因此，无痛肠镜诊疗需要在家属的陪同下完成诊疗。在完成肠镜检查后，建议受检查者休息至意识清醒再离开医院，检查后 24 小时内不得驾驶机动车辆、进行机械操作和从事高空作业。

在注重生活品质的当今社会，无痛肠镜能够显著减轻受检者的焦虑与痛苦，在西方欧美等发达国家，无痛肠镜已成为健康检查、门诊或住院病人的常规做法。在我国，越来越多的人群开始认识并选择无痛肠镜检查作为肠镜诊疗的首选方法。我们有足够的理由相信，无痛肠镜诊疗，是您理想的选择！

（刘靖正　李旭全）

第二十九章 大肠息肉的内镜治疗

一、什么是大肠息肉

大肠息肉是指高出于黏膜、突向肠腔的赘生物，可以有蒂，也可以为无蒂、广基。临床诊断的大肠息肉在病理学上包括肿瘤性息肉（腺瘤性息肉）、错构瘤性息肉（幼年性息肉、Peutz-Jeghers 息肉等）、炎症性息肉（血吸虫性息肉、溃疡性结肠炎、克罗恩病等炎症性假息肉）和增生性（化生性）息肉。大肠腺瘤的发病率与年龄密切相关，40 岁以下人群的发病率为 20%~30%，而 40 岁以上人群的发病率则上升为 40%~50%。大肠息肉在直肠与乙状结肠最常见，临床表现为便血、腹痛、腹泻、黏液便、便秘与腹泻交替等。如果出现以上症状，应及时进行结肠镜检查。随着结肠镜技术的不断发展，大部分肠息肉可以进行内镜治疗，避免开腹手术。

二、肠镜下如何处理大肠息肉

肠镜检查发现大肠息肉并准备行内镜下切除治疗，应先抽血查血常规、出凝血、心电图等，如有服用抗凝、抗血小板聚集等药物，先停用上述药物 5~7 天，再行内镜下治疗。结肠镜检查发现单发性息肉，息肉直径＜0.5 cm 的可以采用活检钳钳夹摘除，也可用电凝凝除或 APC 治疗。息肉直径＞0.5 cm 的，对有蒂者，可用圈套器行高频电凝电切术切除。如果蒂部较粗，可预先用尼龙绳或金属夹夹闭蒂部远端，再行电切术。对于广基大息肉，直径＜2 cm 的可采用内镜黏膜切除术（EMR）治疗，即先在病变黏膜下注射生理盐水抬起病变，再用圈套器电切除息肉。对于直径＞2 cm 的广基大息肉和平坦型病变，即大肠侧向发育型肿瘤（LST），既往采用黏膜切除术治疗，但该技术只能分块切除，复发率较高，且不能进行准确的病理检查。为了达到大块、完整地切除病灶的目的，近年来出现了一项新的治疗技术——内镜黏膜下剥离术（ESD），ESD 可达到大块、完整地切除病变，并能提供标本行准确病理检查。

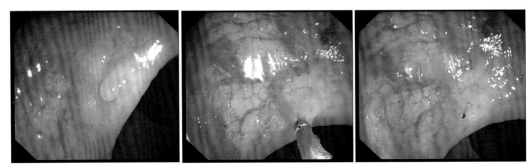

图 29-1　息肉咬除术

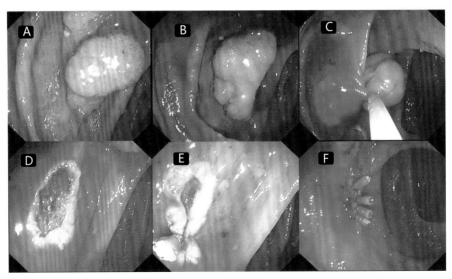

图 29-2　大肠息肉 EMR 治疗

三、大肠息肉切除术后如何随访

大肠息肉切除后，应强调定期结肠镜随访，早期发现新的病变和局部复发病变，并及时处理。

1. 单发性息肉

大肠单发性息肉，可分为无蒂、广基、亚蒂和有蒂的息肉四种形态，根据息肉的大小和形态选择合适的内镜治疗方法。对于单个轻中度异型增生息肉切除后，可间隔半年复查 1 次，如复查阴性，1 年复查 1 次。

2. 多发性息肉

大肠息肉可以多发，也可形成息肉病，与其他病变并存时构成特殊的息肉病综合征。有家族性结肠息肉病、多发性息肉病、Gardner 综合征、Turcot 综合征、Peutz-Jeghers 综合征、Cronkhite-Canada 综合征等。大肠多发息肉也可通过内镜下切除，但治疗后容易复发，且容易漏诊，所以应定期复查随访。结肠多发性息肉病和上述息肉病综合征，因息肉数目多达几十个至上百个，且癌变率高，内镜下难以切除彻底，常需通过外科手术切除部分肠段，与内镜下切除息肉治疗相结合。对于多个中重度异型增生息肉切除后，密切随访，3 个月复查一次，如复查阴性，1 年复查一次。

3. 息肉癌变

内镜切除有蒂息肉，经过全瘤病理检查后如果发现息肉有部分癌变，但切缘干净无残留，可不必追加外科手术，密切随访复查。如为广基息肉或 LST 型息肉，术前病理活检有部分癌变，应结合染色内镜、放大内镜、超声肠镜等检查，必要时行腹部 CT 检查，确定肿瘤局限在黏膜层和没有淋巴结转移的黏膜下层，可采用内镜黏膜下剥离术（ESD）切除病变，可以达到外科手术同样的治疗效果。随访应于术后 3 个月进行，重点检查息肉切除区域是否复发。

4. 家族性结肠息肉病

家族性结肠息肉病是一种常染色体显性遗传性疾病，全结肠与直肠均可有多发性腺瘤，息肉数从 100 个左右到数千个不等，自黄豆大小至直径数厘米，常密集分布。本病患者大多数可无症状，最早的症状是腹泻、腹痛，严重时可出现贫血、体重减轻和肠梗阻。若不切除病灶，最终都会进展为结肠癌。该病好发年龄为 20 ~ 40 岁。根据其临床表现，经过结肠镜检查及病理组织检查一般可确诊。应重视家族成员的检测，建议患者的兄弟姐妹、子女、双亲到医院做系统检查，及早发现无症状的亲属。

（苏　虹）

第三十章　特殊类型的息肉治疗

一、肠息肉需要治疗吗

　　胃肠道息肉是指起源于消化道黏膜上皮细胞凸入消化道内的隆起性病变，胃肠道息肉是消化道常见病、多发病，为一种消化道增生性疾病，可引起消化道出血，部分较大息肉尚可引起癌变，其发病原因可能与家族遗传因素、饮食习惯、炎症及其他慢性刺激等有关。

　　消化道息肉病理上分为增生型和腺瘤型两种，后者容易癌变，癌变率为 5% ~ 40%。腺瘤型息肉目前已被国内外公认为是癌前病变，及时将息肉摘除，可以达到预防出血及癌变的目的。多数消化道的息肉起病隐匿，临床上可无任何症状。一些较大的息肉可引起胃肠道症状，主要为大便习惯改变，次数增多，便中带有黏液或黏液血便，偶有腹痛。一些患者可有长期便血或贫血，有家族史的患者往往对息肉的诊断有提示作用。

　　目前主张胃肠道息肉一旦被发现，原则上均应切除。在 20 世纪 80 年代以前，胃肠道息肉多采用手术治疗。随着内镜诊疗技术的发展，临床经内镜切除已成为胃肠道息肉治疗的首选方法，主要有高频电凝切除法、激光及微波灼除法、尼龙丝结扎法及氩离子凝固法等。对于直径 ≥ 3 cm 的巨大息肉，有蒂和无蒂的宽基息肉，内镜治疗易出现出血或穿孔等并发症。

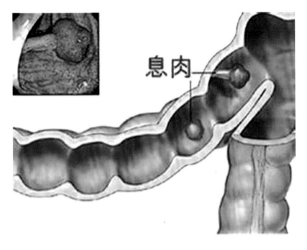

息肉

二、什么是氩气血浆凝固术（Argon Plasma Coagulation，APC）治疗

APC 是一种新型的点凝固技术，APC 治疗为非接触性的，主要利用微波可使极性分子振动产生热效应的原理，而使组织凝固气化进行息肉灼除。其工作原理为利用高频输出电极，使电极末端 2～10 cm 处的氩气发生离子化，将能量引导至靶组织表面，产生高温凝固，起到止血和凝固破坏组织的效果。APC 具有四大主要优点：（1）非接触性。无需接触病变组织即能达到电凝的效果，无组织粘连。（2）凝固深度的自限性。一般不超过 3 mm，很少发生穿孔。（3）自动导向性。氩离子束可以自动导向需治疗的组织表面，而不一定沿氩气流原来的方向，也不一定是喷头所指的方向，可以进行轴向、侧向和自行逆向凝固，几乎可以达到病变的每个部位，对消化道息肉、出血等病灶的处理非常自如，有独特的优势。（4）氩气为保护性气体，为一种惰性气体，对机体无毒无害，无炭化现象，有利于伤口愈合。探头距病灶 0.3～0.5 cm。APC 在治疗过程中可进行有效的止血。无论是有蒂或无蒂息肉，还是较大的息肉或腺瘤均可通过 APC 治愈。该法操作简单，安全，成本低，临床易于开展。APC 中大部分患者治疗过程中出现胃、肠胀气，少部分患者出现治疗部位烧灼感、疼痛等副作用。

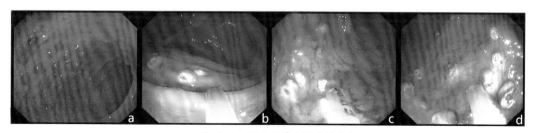

图 30-1　APC 治疗大肠多发息肉

三、什么是尼龙绳或圈套器套扎法

本技术通过结扎息肉根部，使其缺血坏死，达到治疗目的。病理证实，治疗后结扎部位肌层完整，仅局限于黏膜及黏膜下层产生局部缺血坏死。结扎后 1～7 天内局部黏膜发生急性炎症反应，肉芽组织增生及坏死组织脱落形成浅表溃疡，并逐渐被瘢痕组织取代而愈合，故有可避免穿孔发生的优点。

尼龙绳套扎与高频电凝切除联合应用方法如下：经内镜工作通道插入尼龙绳，将其牢固套扎于息肉基底部；尽可能套扎在息肉基底蒂部，以保证完全切除息肉；收紧尼龙绳后，直视下观察 5～10 s，待息肉颜色发绀变紫，脱钩释放尼龙绳。经内镜工作通道置入金属圈套器，于尼龙绳套扎处上方 0.5～1.0 cm 处行高频电凝切除息肉。

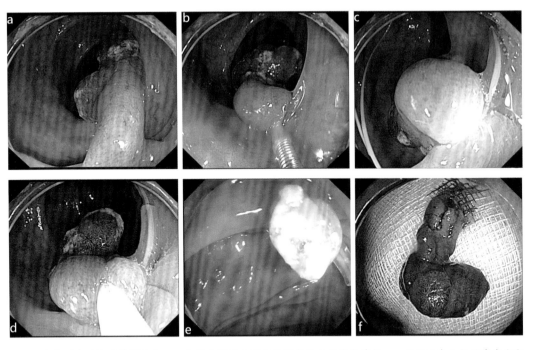

a. 内镜下发现结肠带蒂息肉；b. 内镜直视下应用尼龙绳套扎息肉基底蒂部；c. 尼龙绳套扎后观察息肉颜色变化及是否机械切割基底部；d. 距套扎处 0.5～1.0 cm 处应用圈套器高频电凝切除；e. 仔细观察切除术后创面是否有渗血；f. 回收组织做病理检查

图 30-2　内镜下尼龙绳套扎联合高频电凝切除治疗结肠息肉

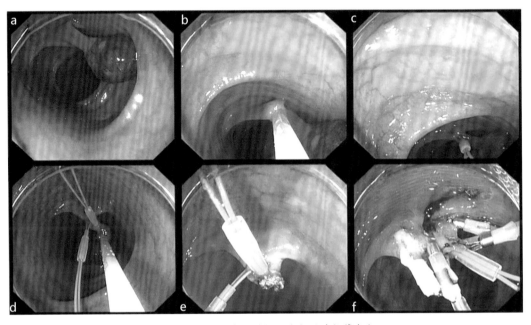

图 30-3　尼龙绳结扎 + 电切治疗长蒂息肉

四、什么是内镜分片黏膜切除术（endoscopy piecemeal mucosal resection，EPMR）

EPMR 技术应用于内镜下治疗隆起无蒂表面平坦的巨大息肉（直径 ≥ 3 cm）。EPMR 技术的主要步骤为：首先在病灶边缘 0.1 ~ 0.5 cm 处进行黏膜下注射含靛胭脂和肾上腺素的生理盐水，可多次多点黏膜下注射；充分黏膜下注射使病变完全隆起后，圈套器分片切除病变；或于内镜头端附加透明帽，负压吸引病变后分片圈套电切。完全切除病变可以选择金属夹对缝创面，或用 APC 电灼创面裸露血管，预防术后发生迟发性出血。

建议对高危人群做胃肠镜检查，以提早发现消化道息肉，经内镜切除是消化道息肉治疗的首选方法。内镜下治疗息肉的各种方法简便，损伤小，费用低。通过内镜定期随访，还可早期发现息肉复发，可以及时治疗防止癌变。

（钟芸诗　时　强）

第三十一章　早期大肠癌的内镜治疗：
EMR、ESD 等方法

一、为什么重视早期大肠癌

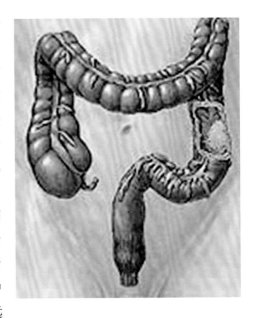

大肠癌是常见的恶性肿瘤，大肠癌的发病与高脂肪、低纤维素饮食有关。近年来，我国的大肠癌发病率有所上升。随着人们饮食结构的改变、精细程度的提高、工作生活压力的加大和环境污染的日益严重，大肠癌发病率有进一步的升高和年轻化的趋势。早期大肠癌系指大肠癌瘤局限于黏膜和黏膜下层，不论其大小或有无淋巴结转移。近年，我们也把浸润肌层，而未穿透浆膜层，局部淋巴结无转移的大肠癌也归于早期大肠癌。组织学上早期大肠癌分为黏膜内癌（m 癌）和黏膜下层癌（sm 癌），后者又可细分为 sm1、sm2 和 sm3。和任何恶性肿瘤一样，早期发现，早期治疗是提高大肠癌远期生存率的唯一途径，如按 Dukes 分期，5 年生存率：A 期 90%，B 期 75%，C 期小于 50%，D 期小于 10%，可见早期诊治的重要性。

二、得了早期大肠癌一定要开刀吗

几十年前，大肠癌的治疗无外乎传统的手术切除和腹腔镜部分肠管切除，外科手术术后并发症较多，常见的有术后腹痛、胃肠功能紊乱，甚至出现肠梗阻。随着内镜诊疗技术的发展，早期大肠癌也可以在内镜下完成手术切除。

近年来随着内镜下新技术的广泛应用和内镜医师诊断水平的提高，早期大肠癌的发现率得以提高，染色内镜、放大内镜、超声内镜技术的出现使得早期大肠癌的诊断更加准确。临床上广泛开展的消化道早期肿瘤内镜治疗经典技术包括内镜黏膜切除术（Endoscopic Mucosal Resection，EMR）和内镜黏膜下剥离术（Endoscopic Submucosal Dissection，ESD）。这两种技术应用于合适的病变时，可以取得与外科手术相同的治疗效果，同时具有操作时间短、恢复快、住院时间短、医疗费用低等优点。

三、EMR 适合于治疗什么样的肠早癌，是如何做到的

EMR 多用于治疗病灶 < 2 cm、浸润深度不足 sm2 的隆起型、平坦型的早期大肠癌。EMR 手术过程如图 31-1 所示。

EMR 主要步骤：首先在早期大肠癌病灶边缘 0.1 ~ 0.5 cm 处进行黏膜下注射含靛胭脂和肾上腺素的生理盐水；充分黏膜下注射使病变完全隆起后，圈套器切除早期大肠癌变；完全切除病灶后，可以选择金属夹对缝创面，或用氩气血浆凝固术 APC 热活检令其电灼创面裸露血管，预防术后发生迟发性出血。

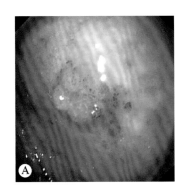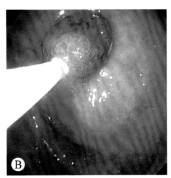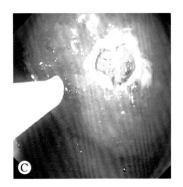

图 31-1　早期大肠癌的 EMR 治疗

四、ESD 适合于治疗什么样的肠早癌，是如何做到的

在日本，ESD 可治疗限于黏膜层或黏膜下层 sm1（侵及黏膜下层的上 1/3）的早期大肠癌。国内的 ESD 治疗早期大肠癌的共识为：（1）≥ 20 mm 的腺瘤和结直肠早癌；（2）抬举征阴性的腺瘤和早期结直肠癌；（3）> 10 mm 的 EMR 残留或复发病变；（4）

多次内镜取材不能证实为癌的低位直肠病变。ESD多分为标记、抬起、切缘、剥离和创面处理五步，如图31-2所示。

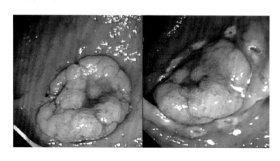

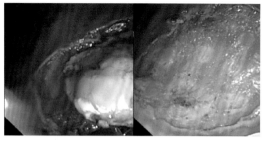

图 31-2　早期大肠癌的 ESD 治疗

　　ESD 切除病变的第一步是完整正确地对病变进行标记，正确的标记病灶是实现病灶完整、整块切除的基础。第二步是充分抬起病灶，需要进行多点黏膜下注射液体，从而完整抬起病灶。第三步是黏膜边缘切开，顺利切开病灶边缘是 ESD 治疗成功的关键步骤。接下来是完整剥离病灶。ESD 术后的创面也需要合适处理，对出血点要进行止血，可以避免患者发生出血性休克。大的或者侵犯层次比较深的切面，要给予金属夹子夹闭，防止术后穿孔发生。

　　ESD 术后一般禁食，并根据具体情况给予抑酸、抗炎、止血和保护黏膜等药物，逐步开放饮食。即使出现迟发性出血也可在内镜下紧急止血。

五、什么情况下需要追加外科手术

　　虽然 EMR 和 ESD 技术能够治疗早期大肠癌，但内镜下切除的组织如有以下情况，应追加外科手术：①病灶断端有恶性病变存在；②病变基底组织为未分化癌；③癌组织浸润黏膜下层深层；④淋巴管内或静脉内有癌栓。

（钟芸诗　朱俊宇）

第三十二章 专家点评⑥：钟芸诗教授教你治疗早期大肠癌的几个常见问题

一、关于早期大肠癌的概念

早期大肠癌指浸润深度局限于黏膜及黏膜下层的任意大小的结直肠癌，其中局限于黏膜层的为黏膜内癌，浸润至黏膜下层但未侵犯固有肌层者为黏膜下癌。早期大肠癌无淋巴结转移，可以完全治愈。但由于早期大肠癌没有不适的症状或症状较轻，不能引起患者的重视，所以在临床上早期患者就诊只是少数。

二、如何发现早期大肠癌

（1）电子结肠镜检查。目前诊断大肠癌最直接、最有效的途径就是电子结肠镜。其他检查如果怀疑有问题，最终还是要做肠镜来确诊。许多疾病都需要肠镜来鉴别和确诊，如溃疡性结肠炎和克隆恩病。

肠镜检查具备其他检查所不具有的三大优势：预防优势、诊断优势和治疗优势（图32-1）。

（2）内镜下黏膜染色技术。利用靛胭脂染色，可以显著提高早期大肠癌发现率，能清晰显示病灶边界和表面结构，有利于内镜下初步判断病灶的性质（图32-2）。

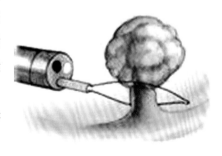

图 32-1 EMR 治疗大肠息肉

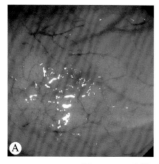
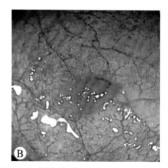

图 32-2　肠镜下染色观察早期大肠癌

（3）放大内镜技术 (magnification endoscopy)。电子结肠镜对绝大部分消化道黏膜病变都能做出正确的诊断，但是对一些微小病变仍难以确诊。放大内镜的出现填补了空白。目前的电子放大内镜放大倍数可达 100 倍左右，放大倍数介于肉眼和显微镜之间，可以清晰显示消化道黏膜腺管开口和微血管等微细结构的变化，结合染色内镜或窄带成像，能进一步提高结直肠癌微小病变的早期诊断率。

（4）超声内镜技术。1980 年，Dunagnoey 首先将超声内镜 (endoscopic ultrasonography，EUS) 用

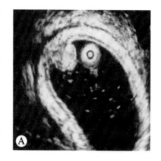
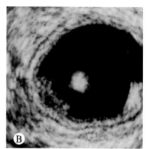
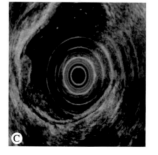
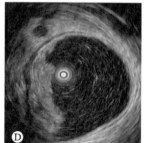

图 32-3　超声肠镜

于诊断消化道疾病。经过 30 多年的发展，EUS 在早期大肠癌的诊断和治疗中发挥着越来越重要的作用。EUS 与 ESD 密切相关。ESD 的手术适应症局限于黏膜层或黏膜下层的平坦病变和早期癌，无区域淋巴结转移，EUS 则能判断病灶浸润深度和有无区域淋巴结转移。

三、早期大肠癌的治疗选择

1. 早期大肠癌内镜下诊疗选择

（1）高频电圈套法息肉切除术：适用 5 mm 以上的隆起型病变。

（2）热活检钳除术：适用于 5 mm 以下的隆起型及平坦型病变。

（3）内镜下黏膜切除术 (EMR)：适用于 5 mm 以上 20 mm 以下的平坦型病变。

（4）内镜黏膜下剥离术（ESD）：

无法通过 EMR 实现整块切除的＞ 20 mm 腺瘤和结肠直肠早期癌症；

术前需通过抬举征、放大内镜或 EUS 评估是否可切除，抬举征阴性的腺瘤和早期结肠直肠癌；

大于 10 mm 的 EMR 残留或复发病变，再次 EMR 切除困难的病变；

反复活检仍不能证实为癌的低位直肠病变。

2. 以下特殊情况下内镜治疗后需追加外科手术

（1）明确为浸润癌，深度超过黏膜下层；

（2）隆起型病变癌变且基底部有癌残留者；

（3）平坦型病变浸润黏膜下层；

（4）有明确局灶癌变，但无法全瘤活检，浸润深度无法判断。

四、早期大肠癌的术后随访

（1）单发的腺瘤切除术后第一年和第二年各行一次全结肠镜检查，以后每 3 年一次。

（2）早期大肠癌内镜治疗后，术后 3、6、12 个月定期内镜随访，并行肿瘤指标和相关影像学检查。

（3）无残留或复发者以后每年 1 次连续随访，有残留或复发者视情况继续行内镜下治疗或追加外科手术切除。每 3 个月随访 1 次，病变完全清除后每年 1 次连续随访。

第三十三章　结直肠癌所致急性肠梗阻的内镜微创治疗

一、结直肠癌所致急性肠梗阻的严重性

结直肠癌的发病率和死亡率在世界范围内呈逐年上升趋势，全球每年新发病例约85万人，其中7%～28%的患者可表现为急性完全或不完全性肠梗阻。结直肠梗阻是闭襻性梗阻，如不能及时有效解除梗阻，可致水电解质紊乱、肠壁缺血坏死穿孔、感染性休克等严重并发症。过去手术治疗是唯一的有效处理方法，但由于发生梗阻的患者一般全身情况较差，无法进行充分的肠道清洁准备，手术的并发症发生率及死亡率较高。对于部分可以根治性切除的患者，外科医师也多倾向于先行 Hartmann 术，然后再择期关闭造瘘，造成了对患者的二次手术创伤，使患者恢复期延长，费用增加。

二、急性肠梗阻如何行急诊肠镜检查

结直肠急性肠梗阻因为没有经过彻底的肠道准备，会加重患者的腹胀，甚至引起穿孔等，既往是肠镜检查的禁忌症。我们从结直肠梗阻本身的特点出发，打破以往的禁忌，提出了一整套关于结直肠急性肠梗阻的肠镜检查策略。

临床上伴有肠梗阻症状，腹部平片和 CT 提示结直肠梗阻或低位小肠梗阻的患者，建议行急诊肠镜。伴有消化道穿孔或肠坏死征象，生命体征不稳定，无法耐受急诊肠镜检查的患者，为手术禁忌。在肠镜检查前了解相关的病史，对提示可能的疾病具有一定的帮助。若患者有长期便秘史，要考虑是否有粪石梗阻；若患者有长期口服抑制肠道动力药物的病史（如精神分裂症的药物），要考虑麻痹性肠梗阻；若患者有反复发作的病史，要考虑有无肠扭转；若患者伴有消瘦、贫血等症状，则首先考虑肿瘤可能。肠镜检

查时要"少打气，循腔进镜"。急性肠梗阻者肠道准备不理想，因此要求检查的医师至少具有1 000例以上肠镜检查的经验，检查过程中少打气，循腔进镜，并经常询问患者的主观症状，若腹痛明显，则应判断有无穿孔，并决定是否继续检查。

造成急性肠梗阻的可能的病因有：（1）麻痹性肠梗阻。肠镜检查自肛门进入，肠腔内有较多糊状大便，肠道蠕动消失或很少，患者有长期口服抑制肠道动力药物的病史或低钾血症。（2）粪石梗阻。肠镜检查至回盲部，未见任何病变，而肠腔内大便不多者，应同时检查末端回肠是否有（回盲瓣）粪石梗阻。（3）膈疝。肠镜检查时发现肠壁呈现螺旋状扭曲，肠镜通过阻力很大，而近段结肠明显扩张伴大量粪便蓄积，应考虑结肠膈疝造成的肠梗阻。结合X线透视，肠镜位于膈肌水平以上，则可确诊。确诊后应立即急诊手术。（4）乙状结肠扭转。患者多有类似发作病史，术前影像学检查也有提示。肠镜检查发现远端结肠内无粪便，结肠狭窄，呈螺旋状，但肠镜通过非常宽松，通过后肠腔明显扩张，伴有大量粪便潴留，X线定位，肠镜多位于左下腹。继续检查，可发现第2处肠腔狭窄，呈螺旋状，当肠镜通过第2处狭窄并拉直肠镜后，患者症状立刻缓解，即完成了内镜复位。（5）先天性巨结肠。患者多有相关病史，肠镜检查发现远端结肠内无粪便，结肠狭窄，呈螺旋状，但肠镜通过非常宽松，通过后肠腔明显扩张，伴有大量粪便潴留。与乙状结肠扭转的区别在于，继续检查，没有第2处肠腔狭窄，整个近段结肠呈明显扩张状态，可选择内镜下肠梗阻减压导管引流治疗，缓解症状后再进行根治性手术。（6）结直肠癌。肠镜下可发现肿块堵塞肠腔，可选择内镜下金属支架引流治疗。发现肿瘤后，应先尝试置入导丝通过狭窄部，然后再取病理活检。因为活检后局部渗血明显，影响导丝的置入，妨碍了后续的内镜下引流。

三、内镜放置金属支架治疗结直肠癌急性肠梗阻

2002年前结直肠癌急性肠梗阻缺乏有效的内镜下治疗手段。复旦大学附属中山医院结合大量的临床实践，提出了一整套关于结直肠癌急性肠梗阻的内镜下引流手术的方法，提出气囊扩张、肠梗阻减压导管和支架引流等方法的合理选择和疗效评估。

内镜下金属支架引流术适用于结直肠癌或结直肠癌术后复发的病例。金属支架有进口和国产之分，进口支架直径25 mm，长6～12 cm，输送系统的外径10 F，长230 mm；国产支架直径26 mm或28 mm，长6～10 cm，不经钳道释放的输送器外径6 mm，长140 mm，经钳道释放的输送器外径10 F，长190 mm。

内镜下观察到狭窄部位后，在X线引导下置入导丝通过狭窄部，造影观察远端消化道的情况和狭窄的长度。造影后应再次置入导丝，导丝的远端应尽可能放置入消化道的

远端，以增加支架放置的成功率。若选择非钳道释放支架，留置导丝，以钛夹标记狭窄近端后退出内镜，在 X 线的指引下置入支架，因为支架完全张开后还有一定的回缩比例（15%～20%），支架两端离狭窄部各应有 1～2 cm 的距离。若选用经钳道释放的支架，则可在内镜和 X 线的双重观察下放置支架，更有利于定位。无论是钳道内释放还是非钳道内释放，释放过程中需要遵循"边放边拉"的原则，即先满足远端，在 X 线透视下观察远端已打开后，边释放边往近端拖拉，对近端进行准确定位后再完全释放支架。若放置后发现近端位置不够，可用异物钳在 X 线透视下向近端牵拉支架。（见图 33-1、图 33-2）

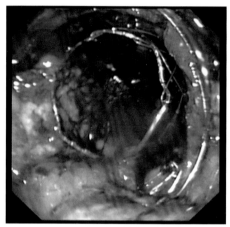

图 33-2　内镜下金属支架放置后

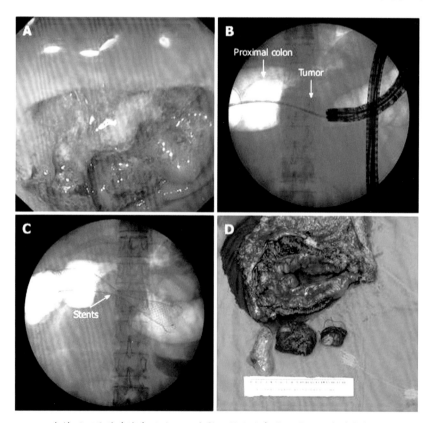

A 内镜下可见肿瘤堵塞肠腔；B 造影下所见狭窄的位置；C 金属支架的放置；
D 放置金属支架后，行肠癌根治术切除后的肠管

图 33-1　内镜下放置金属支架治疗肠癌引起的急性肠梗阻

支架置入后，内镜下应观察到即时有粪水排出，若患者粪便较硬，在支架置入后 30 min 内应有首次排气和排便，患者的主观症状有明显改善。支架置入的当晚，患者排便次数较多，应注意体液容量的平衡，防止出现急性肾前性肾功能衰竭；若支架置入当晚患者没有排便，且主观症状没有改善，应立即决定手术。因为，此类患者大多梗阻时间较长，肠道处于麻痹状态，支架置入后肠道蠕动无法恢复，仍然无法解除梗阻。

内镜下金属支架置入成功率高，并发症发生率低。对于晚期的结直肠癌患者，金属支架治疗具有较好的耐受性。由结直肠癌造成的急性肠梗阻已不再是肠镜检查的禁忌症，随着内镜技术的发展，急诊肠镜检查和内镜下金属支架引流术成为首选的方法，只要技术应用合理，其并发症发生率低，安全，疗效肯定。

四、内镜放置肠梗阻导管治疗急性结直肠癌性梗阻

经内镜放置金属支架或放置肠梗阻导管治疗结直肠癌急性肠梗阻，作为一种微创治疗，能够有效缓解患者的梗阻症状，避免进行急诊外科手术，并使外科医生获得充分的时间，对患者情况进行全面的评估和判断，采取最佳的个体化治疗方案，为结直肠癌急性肠梗阻的治疗提供了一种新途径。金属支架和肠梗阻导管均可有效缓解结直肠癌急性肠梗阻，但两者各有优缺点和适应症。肠梗阻导管一般用于考虑肿瘤可以根治性切除且无严重并发症者，放置后可以暂时解除梗阻，能精确计算出入水量，维持水电平衡，为进一步治疗做好准备；但肠梗阻导管直径仅 7.3 mm，减压时可能会堵塞管腔，故我们多用于干结大便较少的急性梗阻。以下介绍一下复旦大学附属中山医院内镜中心在应用肠梗阻导管治疗肠癌引起的急性肠梗阻方面的体会，技术要点如下：

经肠镜放置导丝，造影确定狭窄的部位及长度，在 X 线透视下经钳道沿导丝插入细扩张器，通过狭窄部位，将导丝及细扩张器保持原位，退出肠镜，沿细扩张器将粗扩张器插入并通过狭窄部。此时要在透视下操作，避免粗暴用力，扩张后选择 CLINY 经肛插入型肠梗阻导管（直径 7.3 mm，长度 120 cm，Create 公司），沿细扩张器将肠梗阻导管插入，使气囊部分通过狭窄部，向气囊注入 30～45 滴蒸馏水即完成操作。若狭窄部位较高，可在肠镜下以活检钳辅助导管插入狭窄部。（见图 33-3、图 33-4）

目前我们所推荐的肠梗阻减压导管的临床适应症为：（1）良性梗阻，如乙状结肠扭转、先天性巨结肠、麻痹性和粪石性梗阻；（2）低位直肠肿瘤造成的梗阻"过渡治疗"；（3）支架置入后的再引流。

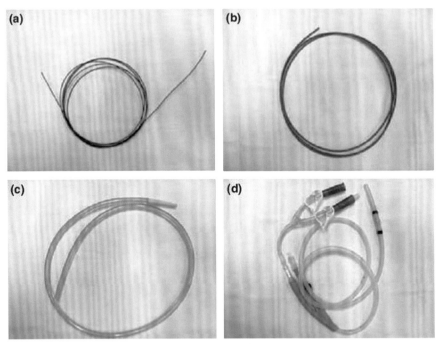

图 33-3　肠梗阻导管的构造

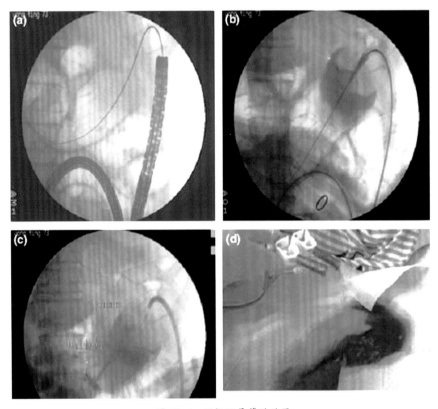

图 33-4　肠梗阻导管的放置

五、双镜联合治疗结直肠癌急性肠梗阻

内镜在治疗急性结直肠癌性梗阻中的应用主要分为两类：一是作为姑息性治疗的一种措施，适于肿瘤晚期、局部病灶不能切除的原发性、复发性结直肠恶性肿瘤，或盆腔恶性肿瘤浸润结直肠致梗阻者，或存在严重并发症不能耐受手术和拒绝手术治疗，但估计还有一定的生存期者。内镜放置支架替代姑息性结肠造瘘术解除梗阻，使患者能够摄食，同时可免去患者长期背肛袋之苦，提高生活质量。二是对肿瘤可以根治性切除者，暂时解除梗阻症状，恢复肠道通畅，替代结肠造瘘术，在此基础上进行充分的术前准备，择期行肿瘤根治性切除加肠吻合术，避免二次手术创伤，改善患者的生存质量。金属支架成功植入后 7 天左右，重新进行手术评估，对于适合腹腔镜或达芬奇机器人治疗的，给予常规术前准备后，腹腔镜下或达芬奇机器人下行结直肠癌根治术，这就是所谓的"双镜治疗"。（见图 33-5、图 33-6）

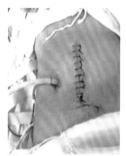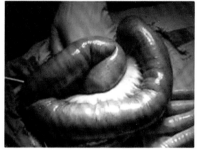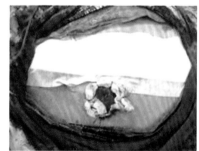

图 33-5　结直肠癌急性肠梗阻手术病人

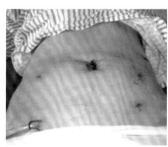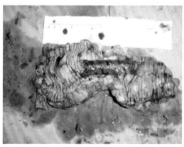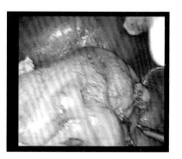

图 33-6　结直肠癌急性肠梗阻内镜金属支架＋达芬奇机器人肠癌根治术

复旦大学附属中山医院率先在国际上提出并开展了腹腔镜联合内镜支架引流治疗结直肠癌致急性肠梗阻，首次在国际上报道了机器人手术联合内镜金属支架引流治疗结直肠癌致急性肠梗阻，以及结直肠癌伴有可切除转移病灶合并急性肠梗阻的微创治疗：（1）内镜引流＋腹腔镜切除肝转移灶＋机器人切除直肠原发灶；（2）内镜引流＋胸腔镜切除肺转移灶＋机器人切除直肠原发灶。

（姚礼庆　钟芸诗　时　强）

第三十四章 大肠癌多学科诊疗模式

一、什么是多学科诊疗模式

MDT是由来自两个以上相关学科，相对固定的专家工作组，针对某一器官或系统疾病，通过定期、定时、定址的会议，制定出适合患者病情的诊治方案的临床诊疗模式。通过MDT讨论会可以适时地最大限度地发挥多学科的优势，这种多学科工作模式已经在世界范围内广泛接受。在欧美一些国家，MDT模式已经成为综合医院和肿瘤专科医院治疗的固定模式。英国等欧洲国家立法：所有肿瘤患者接受治疗前，必须首先接受MDT讨论，一旦确定方案，必须在30天内实施。相比较而言，MDT模式在我国的推广还比较滞后，仅限于发达地区的大型医院。

MDT模式根据分期的要求进行相关的实验室检查和特殊检查。在明确患者分期后，按照临床治疗指南或临床研究方案，结合病人的个体情况制定治疗计划。这种工作模式的优点在于MDT中不同专科的医生均为长期从事某一肿瘤研究的专家，能够跟踪国际上最新的研究进展，其诊治水平处于同行中的最高层次。经过多学科会诊和讨论，根据大家共同接受的治疗原则和临床指南，MDT可以做出适合具体病人的最佳治疗方案。通过具体病例会诊和讨论，MDT进一步促进不同学科间的交流，增进对不同学科的了解，使大家对肿瘤学知识有较为全面的认识，保障最佳治疗方案的实施。

二、为什么要建立大肠癌多学科诊疗模式

目前，大肠癌的发病率位居世界第三，仅次于肺癌和乳腺癌。大肠癌的死亡率排在肺癌、胃癌、肝癌之后，位居第四。我国的大肠癌发病率仅次于肺癌、胃癌和肝癌，位于第四位，死亡率仅次于肺癌、肝癌、胃癌，位于第四位。我国每年有近10万人死于大肠癌，并且死亡人数正逐年增加。

大肠癌的治疗史最早可以追溯到 1710 年，Littre 第一次行肠造瘘术解决患者的肠梗阻问题。1826 年临床报道了第一例成功切除直肠癌的手术。1908 年，Miles 术式及规范经腹会阴切除术应用于临床。1923 年，Hartmann 术开始应用于临床，该术式即经腹直肠癌切除、近端造口、远端封闭手术。适用于因全身一般情况差，不能耐受 Miles 手术（腹—会阴联合直肠癌根治术）的直肠癌病人。1939 年，Dixon 术（直肠前切术）用于治疗中高位直肠癌。

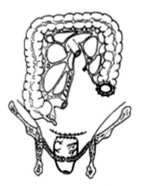

Hartmann 术

现在，大肠癌外科治疗仍在飞速发展，新的技术如超声刀、吻合器，新的方法如腹腔镜手术、内镜手术、TEM 等逐步应用于临床。所有外科治疗带给患者的主要价值是减少创伤，改善了患者的生活质量，提高了大肠癌手术的安全性。

临床的研究证实外科切除大肠癌仍然是最重要的手段，外科技术仍然需要进一步发展，但目前国内外研究证实外科进一步改善生存非常困难，因此大肠癌的综合治疗势在必行。多学科诊疗模式（MDT）日趋受到重视。MDT 模式的优势不仅体现在治疗方案的优化，更体现在治疗理念的更新。这种改变能够提高大肠癌患者的 5 年生存率，降低中晚期大肠癌患者复发率，有助于实现医疗资源的共享。

目前我国各地区医疗水平发展不平衡，大肠癌的规范化治疗是个突出的问题。在这种情况下，MDT 的出现显得非常及时和紧迫，MDT 模式可以奠定规范化治疗的基础。目前，外科手术仍是结肠癌治疗的基本手段，但提高疗效有赖于 MDT 模式的实施，任何单一学科都不能单独完成大肠癌的完整治疗过程。

（钟芸诗　何国杰　王　萍）

第三十五章　大肠癌肝转移的防治

一、为什么关注大肠癌肝转移

肝脏是大肠癌转移的最常见部位，大肠癌在 23%～51% 新发患者中发现同期肝转移，肝转移是大肠癌治疗失败和导致死亡的主要原因。因此，肝转移的防治一直是大肠癌临床诊治研究的重点和难点。

二、大肠癌肝转移的治疗方法有哪些

目前常用的方法包括手术切除、射频或冷冻或微波消融、肝动脉栓塞化疗、全身化疗、中医中药等。

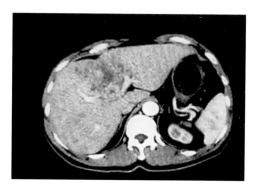

（1）手术治疗。手术切除是结肠癌肝转移患者获得根治性治疗的唯一途径，也是患者能获得长期生存的最佳治疗方式。因此，只要具有手术适应症的 CRLM 患者都应该接受手术治疗，并作为标准治疗。既往认为，肝转移灶的数目、大小、分布部位是影响预后的重要因素，肝转移灶大于 4 个者预后较差，为手术禁忌。新近研究表明，肝转移灶的数目、大小、分布部位、手术切缘等已不再是判断患者是否适宜手术的决定因素；而左右肝都有转移或肝外转移被认为是手术禁忌的观念也受到了挑战，可手术切除的肝外转移也不再是手术的绝对禁忌症。

（2）化疗。①新辅助化疗：新辅助化疗是以提高手术切除率和根治率为目的而于手术前进行的化疗。新辅助化疗是大肠癌肝转移不可切除病人获得手术切除的重要方法，如何使不可切除的变为可切除，提高手术切除率，延长生存期，是必须考虑的问题。新的有效的细胞毒性药物 (奥沙利铂、伊立替康和卡培他滨) 和靶向药物 (西妥昔单抗、贝伐单抗等) 组合化疗方案联合手术，为不可切除的大肠癌肝转移病人获得治愈带来希望。②术后化疗：术后化疗通常采用的方法包括肝动脉灌注化疗和全身化疗。肝动脉化疗及新的化疗药物的应用增加了疗效。化疗已不仅仅作为姑息治疗，化疗进一步的价值在于部分不能根治性切除的病例经化疗肿瘤缩小后可根性治手

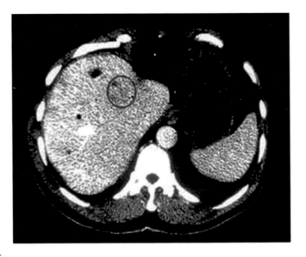

术切除，从而使更多的患者可能获得长期生存。③射频消融：射频消融扩大了大肠癌肝转移病人外科治疗适应症。但对于各种肝脏恶性肿瘤，手术切除仍是唯一的根治方法。因此，肿瘤射频消融不能代替手术切除，而是不可切除的大肠癌肝转移局部治疗的一种补充或扩展。可切除的大肠癌肝转移一定要选择手术切除，而不是射频消融。④综合治疗：大肠癌肝转移是影响大肠癌远期生存率的最重要因素。但是，随着医学的飞跃发展及综合治疗水平的不断提高，人们已经注意到，积极合理的综合治疗仍然可以明显改善大肠癌肝转移患者的预后。

三、治疗方式如何选择

手术切除、病灶局部消融都属于局部治疗范畴，它们本身要达到彻底消灭局部病灶的目的是不容易达到的。手术切除仍是可切除大肠癌肝转移的首选治疗手段，而新辅助化疗在大肠癌肝转移的治疗中具有重要意义，通过减小肿瘤体积，增加了手术切除的机会。术后辅以化疗或靶向治疗可进一步提高疗效，降低复发率，带来生存益处。对于不适合切除的患者可考虑行射频消融治疗，射频消融联合手术或化疗能够延长生存期，改善生活质量。总之，大肠癌肝转移需要多学科综合治疗。

（高卫东　朱博群　徐佳昕）

144

第三十六章　无法切除的肝转移的治疗

很多胃肠道肿瘤的患者都迫切地想知道，如果有肝转移了该怎么办呢？治疗情况目前是怎样的呢？

首先我们知道，肝脏接受门静脉和肝动脉双重供血，因其丰富的血流、高糖而低氧含量状态，使其成为转移癌的最佳生长环境，尤其是结直肠和胃的恶性肿瘤十分容易发生肝脏转移。肝脏是结直肠癌最常见的转移部位，在确诊结直肠癌

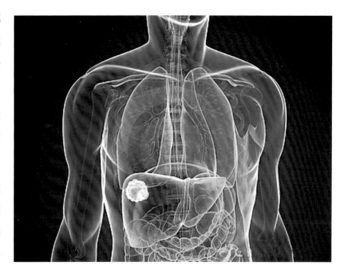

时已有 20%~40% 病人发生肝转移，在原发灶治疗后的肝转移发生率高达 50%。胃癌肝转移的发生率也较高，可达 44.5%。而多数患者毫无察觉，等确诊时，不少患者已经错过了手术治疗的机会。

那么对于无法手术的消化道肿瘤肝转移，我们是不是就束手无策了呢？回答是否定的，根据患者的身体状况和肿瘤情况，我们可以采取不同的对策。尽管现在能够根治的恶性肿瘤还很少，但如果能够科学地看待肿瘤的治疗，应该会有很多获益。得了病先别着急，别盲目寻找偏方，肿瘤治疗要科学规范，到正规的专科医院就诊。

到目前为止，对不能切除的肝转移癌有多种局部或全身的治疗方法，下面让我们共同来了解一下。

（1）肝动脉介入化疗。一定程度上可以延长患者生命并提高其生活质量。那么什么情况的病人适合介入治疗？一般肿瘤不适合手术治疗的病人，但肝功能尚好，肿瘤病灶不超过肝脏组织的 2/3，身体基础好一点，即可接受介入治疗。介入治疗是在医学影像

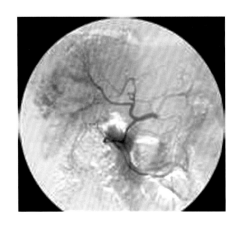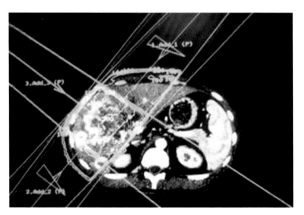

诊断设备的导引下，利用穿刺针、导管等，将抗肿瘤药物或栓塞剂送到肿瘤部位，直接毁损肿瘤。

（2）肝转移放疗。由于肝脏耐受剂量远低于肿瘤致死剂量，所以常规外放疗仅起到姑息作用，目前多应用三维适形疗法，对肝脏局部照射，并减少正常肝脏照射。另外，在手术当中对不能切除的肝转移灶进行组织间插植放疗，^{125}I术中植入也有一定的疗效，但远期疗效值得进一步探讨。

（3）全身化疗。周围静脉给予化疗药物治疗胃或结直肠癌肝转移，有多种联合用药方案应用于临床，均有一定的缓解率，依患者自身疗效及毒性反应来决定疗程。近年来，随着人类对肿瘤发病机理的深入研究，在肿瘤的分子靶向治疗方面取得了突破性的研究成果。最新的治疗研究证明用介入方法结合口服靶向药物，效果比单一治疗方法有明显提高。

（4）其他的一些治疗手段如微波固化、射频、无水酒精注射和超声聚焦刀等，均有待于进一步临床疗效观察。

有了这么多治疗方法，谁来决定怎么做呢？或许很多人都有此感触，我们的病人来到医院，时常会不知道住在哪个科，甚至有的医生都很茫然，怎样才能给患者最佳的治疗呢？可以说，现在有很多医院做得很好，比如厦门大学附属第一医院就成立了肿瘤中心，实行多学科会诊，包括内科、外科、内镜、病理、影像等多学科的团队，对一些疑难病人，无法判断到底先做手术还是先做化疗，需要讨论的时候，或者病理特殊的时候就坐下来研究这个病人的治疗方案。最后讨论出哪个结果最好，病人就到哪儿治疗，或采取最适合的治疗方案。

总之，消化道肿瘤肝转移是临床常见的棘手问题，其治疗还存在种种争议。因此，开展进一步研究，寻找正确合理的防治手段仍是目前面临的课题。遵循循证医学的基本原则，以多模式联合应用的综合治疗方法未来将逐渐成为提高晚期肿瘤生存率的主要途径。我相信，我们的患者将会有更多的福音和更多的希望!

（刘毅杰）

第三十七章　靶向治疗

一、什么是靶向治疗

　　在肿瘤的治疗中，人们比较熟知的选择包括手术、放疗和化疗，化疗常常会伴有一系列的不良反应，除了老百姓们所熟知的呕吐、脱发，还包括胃肠道反应、骨髓抑制、肝肾功能损伤等，导致人们往往"谈化疗而色变"。造成这些不良反应的主要原因在于化疗药物的选择性不强，在杀灭癌细胞的同时，也会不可避免地损伤正常的人体细胞。

　　那么有没有什么方法可以既杀死肿瘤细胞，又不损伤正常细胞呢？于是靶向治疗就应运而生了。靶向治疗，顾名思义就是有针对性地瞄准一个靶位进行治疗。如果说化疗像是对着肿瘤扔了个手榴弹，炸死了肿瘤的同时，也炸伤了周围正常细胞，那么靶向治疗就像个狙击手，瞄准肿瘤，而尽量不损伤正常细胞。靶向药物所瞄准的常常是肿瘤细胞里的某一个蛋白质，或一个核苷酸片段，或一个基因产物，而这些小分子常常是肿瘤细胞区别于正常细胞而特有的，使得治疗效果"稳、准、狠"。国内目前已经有多种获得批准上市的靶向药物。

二、靶向治疗药物种类

　　根据药物的作用靶点和性质，可将主要分子靶向治疗的药物分为以下几类：

　　（1）小分子表皮生长因子受体（EGFR）酪氨酸激酶抑制剂，如吉非替尼（Gefitinib，Iressa，易瑞沙）、埃罗替尼（Erlotinib，Tarceva）；

　　（2）抗 EGFR 的单抗，如西妥昔单抗（Cetuximab，Erbitux）；

　　（3）抗 HER-2 的单抗，如赫赛汀（Trastuzumab，Herceptin）；

　　（4）Bcr-Abl 酪氨酸激酶抑制剂，如伊马替尼（Imatinib）；

　　（5）血管内皮生长因子受体抑制剂，如 Bevacizumab（Avastin）；

（6）抗 CD20 的单抗，如利妥昔单抗（Rituximab）；

（7）IGFR-1 激酶抑制剂，如 NVP-AEW541；

（8）mTOR 激酶抑制剂，如 CCI-779；

（9）泛素-蛋白酶体抑制剂，如 Bortezomib；

（10）其他，如 Aurora 激酶抑制剂、组蛋白去乙酰化酶（HDACs）抑制剂等。

三、结直肠癌的靶向治疗药物有哪些，效果如何

目前结直肠癌的靶向治疗药物主要有两类：一类是以血管内皮生长因子（VEGF）及其受体（VEGFR）为靶点的药物，另一类是以表皮生长因子受体（EGFR）为靶点的药物。具体有西妥昔单抗、帕尼单抗、贝伐单抗等。

（1）贝伐单抗（Bevacizumab，商品名为 Avstin）是一种针对血管内皮生长因子（VEGF）分子量为 149 000 的重组人类单克隆 IgGI 抗体，由 93% 的人类结构域和 7% 的鼠类衍生物结构域组成。该药能选择性地抑制血管内皮生长因子（VEGF），从而阻止血管内皮生长因子（VEGF）与血管内皮生长因子受体（VEGFR1、VEGFR2）结合而激活，抑制血管形成。研究结果显示，联合应用贝伐单抗能提高结直肠癌的一线、二线化疗方案的疗效，如果同时与以表皮生长因子受体（EGFR）为靶点的药物西妥昔单抗联合，则可进一步提高疗效。

（2）西妥昔单抗，又称爱比妥（Cetuximab），是一种表皮生长因子受体（EGFR）的 IgGI 人鼠嵌合的单克隆抗体，可与表达于正常细胞和多种癌细胞表面的 EGFR 特异性结合，并竞争性阻断 EGFR 和其他配体的结合，通过对与酪氨酸激酶(TPK)的抑制作用，阻断细胞内信号转导途径，干扰肿瘤的生长、侵袭和转移，抑制细胞修复和血管发生，诱导癌细胞的凋亡。单剂量应用西妥昔单抗即可抑制肿瘤细胞的生长，如果和其他化疗药物联用，则有协同作用。

四、靶向治疗药物的不良反应有哪些

虽然分子靶向治疗的药物具有较高的选择性，但也有一定的毒副作用。常见的分子靶向治疗药物的不良反应如下：

（1）易瑞沙：腹泻、皮疹、瘙痒、皮肤干燥和痤疮等；

（2）特罗凯：腹泻、皮疹、肝毒性等；

（3）格列卫：下肢水肿、皮疹、消化不良；

（4）索拉非尼：手足综合征、疲乏、腹泻、皮疹、高血压、脱发等；

（5）美罗华：发热、寒战、恶心、头疼、乏力等；

（6）西妥昔单抗：皮疹、疲倦、腹泻、恶心、肺毒性、发热等；

（7）贝伐单抗：胃肠道穿孔、出血、高血压、肾病综合征、充血性心衰等；

（8）恩度：心脏毒性、腹泻、肝功能异常、皮疹等。

（陈巍峰　陈天音）

第三十八章　大肠癌术后的随访

一、为什么大肠癌患者要进行术后随访

大肠癌术后约半数以上获 5 年生存率，但即使根治术后也有约 1/3 以上因复发而治疗失败。一些大肠癌患者在术后的最初几年内往往会严格遵守医师的医嘱，认真地随访肠镜，但由于时间的推移，多次随访结果都正常后，就会放松警惕，忽视了随访的重要性，这就为大肠癌复发和转移埋下了隐患。

二、术后随访都做什么事情

术后随访是全面的、长期的有关肿瘤情况的检查。主要有如下内容：

（1）常规体检：患者术后如若再次有不明原因的体重下降，排便习惯改变，腹痛，腹胀及肠道出血等，均为复发可能出现的症状。常规体检包含病史的采集及体格检查，特别是腹部的体检和直肠指检。

（2）实验室检查：血常规、大便隐血、肝肾功能均是复查的常规项目。癌胚抗原检查具有一定程度的特异性，在术后癌胚抗原降至正常后又持续增高者常提示复发。

（3）辅助检查：胸片是不可缺少的检查，腹腔 CT 检查对发现局部复发和腹腔转移有一定意义。结肠镜检查是检查吻合口有无复发最常用和最直接的方法。

大肠癌患者随访方案需参考患者的病情、各项预后因素及是否接受术后辅助治疗等因素而制定。频繁的随访一方面浪费医疗资源，另一方面也加重患者的经济和心理负担。术后 2 年内每 3~6 个月进行一次常规体检和实验室检查，术后 2 年至 5 年随访可延长至每半年 1 次，术后 5 年以上，每年随访 1 次。每年行结肠镜检查和胸/腹/盆腔 CT 检查 1 次。超过 5 年无复发的病人可遵医嘱适当延长随访周期。

三、如何认识 PET-CT 的作用

1.PET-CT 的运用

PET 全称为正电子发射计算机断层显像（Positron Emission Tomography，PET），是反映病变的基因、分子、代谢及功能状态的显像设备，是当今生命科学、医学影像技术发展的新里程碑。PET 利用正电子发射体的核素标记一些生理需要的化合物或代谢底物，如葡萄糖、脂肪酸、氨基酸、受体的配体及水等，引入体内后，应用正电子扫描机而获得体内化学影像。它以能显示脏器或组织的代谢活性及受体的功能与分布而受到临床广泛重视，也称为"活体生化显像"。在发达国家，PET 广泛应用于临床，已成为肿瘤、冠心病和脑部疾病这三大威胁人类生命疾病诊断和指导治疗的最有效手段。

CT（Computed Tomography）是大家所熟悉的 X 线断层显像技术，可以清楚地获得病变的解剖结构信息，但是仅靠结构特点诊断疾病有局限性，有些病变的性质比如肿瘤的良恶性、手术后肿瘤有无复发，CT 均难以做出准确的判断，不能准确地反映疾病的生理代谢状态。

PET-CT 是将 PET 和 CT 整合在一台仪器上，组成一个完整的显像系统，称作 PET-CT 系统（integrated PET-CT system），病人在检查时经过快速的全身扫描，可以同时获得 CT 解剖图像和 PET 功能代谢图像，两种图像优势互补，使医生在了解生物代谢信息的同时获得精准的解剖定位，从而对疾病作出全面、准确的判断。

2. PET-CT 肿瘤显像原理

肿瘤细胞的基本生物学特征之一是肿瘤细胞快速增殖伴着高代谢，利用放射性核素标记这些代谢物质或者其类似物即可使肿瘤组织聚集放射性形成"热区"，从而定性和定量显示病灶的代谢活性，进而对于病灶性质和分布情况作出判断。

3. PET-CT 检查过程

（1）病人准备检查前禁食 4~6 小时以上，检查前检测血糖水平。

（2）注射显像剂。安静状态下注射显像剂，注射后至检查前病人仍需保持安静状态。显像前排空尿液。

（3）图像采集。注射显像剂 40~60 分钟后，进行全身 CT 透射扫描，然后进行发射扫描。必要时增加局部诊断 CT 扫描及注射对比剂做增强扫描。

（4）断层图像重建。PET 发射采集数据经衰减校正后重建水平面、冠状面和矢状面断层图像，同时重建 CT 断层图像，进行图像融合。

（5）图像分析。结合 PET 图像和 CT 图像进行判读。PET 图像上明显高于周围正常组织的放射性浓聚视为异常摄取，表示局部葡萄糖代谢增高。计算标准摄取值（SUV）进行定量分析，SUV值为病灶处单位体积放射性药物的摄取与单位体重注入总放射性的摄取之比，常被用于辅助病灶良恶性鉴别、肿瘤分级与预后判断、肿瘤疗效的动态检测等。

4. PET-CT 的正常影像

正常人禁食状态下，脑实质放射性聚集明显，肝脏均匀显影，脾脏也显影。肾脏及膀胱因为显像剂的排泄而显影。禁食状态下，心肌摄取显像剂个体差异较大，可呈不显影、较淡而不均匀显影或呈明显的左室心肌显影。肌肉和肠道可有不同程度的放射性分布（图38-1）。

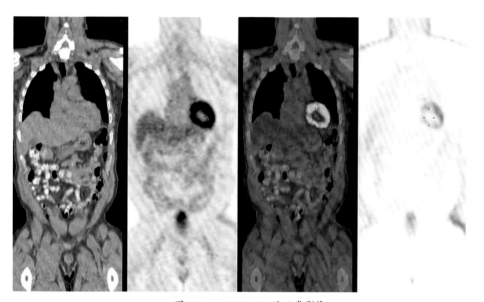

图 38-1　PET-CT 的正常影像

5. PET-CT 的临床应用

PET-CT 有着非常广阔的临床应用范围，如癫痫定位、肿瘤定性和复发判断、痴呆早期诊断、脑受体研究、心脑血管疾病、药物研究等。目前在这些临床应用中，与肿瘤相关的检查占85%以上，在肿瘤临床中，PET-CT主要有以下几方面作用：

（1）良恶性病变的鉴别。

（2）临床分期与再分期，评价肿瘤侵犯范围、转移灶、恶性程度等。

（3）肿瘤放疗后或手术后复发与瘢痕组织的鉴别。

（4）探测肿瘤病灶及其转移灶，辅助确定放疗靶区。

（5）放、化疗疗效检测与评价。

（6）探查肿瘤原发灶。

（7）预后判断。

6. 风险与争议

近几年，随着人们健康意识的提高，高端体检越来越受到青睐，因此，不禁有人有疑问：PET-CT 需要像其他检查那样每年都做吗？答案是否定的，毕竟 PET-CT 检查费用目前还不算低廉，作为健康筛查会成为一笔不小的经济支出；虽然现在做一次全身 PET-CT 的辐射剂量仅相当于两次胸部平片剂量，但是辐射损害有累积效应，且年龄越小，风险越大，做完 PET-CT 后短时间内应避免和孕妇、儿童有过多接触，多饮水促进核素的排除，马桶内的排泄物应该多冲几次以减少辐射的影响；PET-CT 对于空腔脏器的检查也存在一定的盲区，并不能取代胃肠镜的检查；一些炎性病变也会表现为高葡萄糖摄取的"热区"，检查结果往往会造成受检者不必要的焦虑。所以，PET-CT 的运用还是需要经过临床医生的判断，在医师的指导下接受检查。

（陈巍峰　何梦江）

第三十九章　警惕青年人大肠癌

一、年轻人出现哪些"信号"时不能大意

　　一名 19 岁的女孩，因腹泻频繁经肠镜检查，发现升结肠肿瘤，经病理证实为腺癌，同时伴有肝转移，不到一年的光景，这位年轻的姑娘就离开人世。这不是小说，是真实的病例。反复便血、饮食起居不规则、大便秘结的青年人很容易出现便血现象，他们大多会自行诊断为痔疮，羞于去医院就诊。专家建议，用药一周后，如果还有出血，或用药好转后症状又出现反复，一定要及时去医院就诊。

　　便秘和腹泻。年轻人在生活中大都有过便秘和腹泻的经历，但如果便秘和腹泻的持续时间较长，用药后治疗效果不佳，就需要进一步检查，以排除胃、肠道肿瘤的可能。

　　大便习惯改变。形状规则的大便是一个人肠道健康的表现。大便突然变细，粪便有凹槽，附有黏液等，都是肠道出现异常的信号。

　　腹痛和腹块。腹部隐痛往往容易被青年人忽视，他们大多会选择让症状自行缓解，只有腹痛、腹胀很严重时，才会去医院就诊，此时多伴有肠梗阻，病情已被延误。因此，腹痛、腹胀反复发作者，尤其是右下腹或左下腹摸到肿块，必须去医院检查。特别提醒，有家族肠癌病史者，包括父母或者直系亲属有结肠癌或结肠息肉史的青年人，要格外引起重视，一旦发现上述"信号"，不可掉以轻心。

二、青年人应该如何识破大肠癌

　　观察大便及出血颜色。大肠癌与痔疮患者都会出现大便便血，但便血的颜色是不一样的。痔疮便血颜色为鲜红色，与粪便不相混合，血液多数随大便排出后滴下。而大肠癌便血的颜色较暗，多混在大便里面，到肠癌的晚期，还会出现排便习惯的改变，每天数次大便，伴黏液、血便、肛门下坠的感觉，有时直肠息肉极易被误诊为痔疮。

经肛门手指检查。大部分的痔疮与大肠癌都是发生在手指可触摸的部位，所以经肛门手指检查是一种有效的检查直肠癌的方法。如果手指能触到肠内有菜花状的硬肿块，或边缘隆起、中央凹陷的溃疡，就要高度怀疑是肠癌了。检查后，指套上沾有血液、脓液的，也是肠癌的特征性表现。

电子结肠镜检查。肠镜检查可清晰地观察全部结肠，并可在直视下钳取可疑病变进行病理学检查，有利于早期及微小结肠癌的发现与癌的确诊，进一步提高了本病的诊断正确率，是大肠息肉和大肠癌最重要的检查手段。多数大肠癌是由癌前期病变——息肉发展而来的，而息肉可以通过肠镜及时摘除，从而达到早期治疗和预防的目的。

三、什么样的生活习惯可以远离大肠癌

（1）"癌从口入"，饮食防癌不可忽视。其实，生活中大多数癌症都是人们"吃"出来的一种疾病，只有少数与遗传、放射以及化学物质刺激等因素有关。所以，预防大肠癌，从饮食做起：①避免长期进食高脂食物，多进含纤维的食物，保持大便通畅；②多食用新鲜蔬菜、水果、大蒜、茶叶等天然抑癌食品，适当补充富含维生素 A、B_{12}、C、D、E 和叶酸的食物。

（2）重视有规律的生活习惯。要控制体重，每天坚持一定时间的锻炼，有规律地参与体力活动。禁止烟酒过度，一是防止烟草中的有害物质大量沉积诱发肿瘤；二是酒精可能通过改变人们的饮食习惯，增加致癌风险。避免通宵熬夜，否则会影响大肠及时排出有毒的物质，造成癌症的高发。

（3）积极防治癌前病变。对有肠息肉，尤其是肠息肉家族遗传性患者，需及早予以切除；大力防治血吸虫病及血吸虫肉芽肿。

（4）定期检查不可或缺。包括大便隐血试验、CEA、CA19-9肿瘤标志物的测定，如果有异常，应该做肠镜检查。对有癌瘤遗传易感性和癌瘤家族史的人群应定期行癌前普查；近期有进行性消瘦及大便习惯改变者，也应及早行有关检查，以期尽早发现。对早期肠癌手术后或放疗后患者，应定期复查，有条件者应长期坚持给予扶正抗癌中药巩固治疗，预防复发。

要想早期诊断大肠癌，首先必须从思想上摒弃侥幸心理，不要以为"大肠癌好发于老年人"而掉以轻心，应该提高警惕，切勿以年龄作为一种疾病的判断基准。一旦有大便异常、便血等，不管年龄大小，都要及时到医院检查。

（姚礼庆　李　剑）

第四十章　老年人大肠癌诊疗的选择

一、如何定义老年人大肠癌

国内学者一致把 60 岁及以上的人群患结直肠癌者称为老年人结直肠癌。由于老年人的脏器功能较青年人都有所减退，且易患多种疾病，故老年人结直肠癌相对中青年结直肠癌有其特殊性。老年人结直肠癌的病理组织学类型有显著的特点，即分化较好的腺癌所占比例比较大，其中包括高分化和中分化腺癌、乳头状腺癌、鳞形细胞癌、腺瘤癌变和类癌等。而分化差的腺癌所占比例较小，其中包括低分化腺癌、黏液腺癌、印戒细胞癌与未分化癌。所以老年人结直肠癌的病程发展相对缓慢，导致病期延长，是其预后相对较好的重要因素之一。

二、老年人如何预防大肠癌

国际流行病学调查研究发现，老年人凡多吃含纤维素食物，而且是来源于水果和蔬菜的纤维素，而不是来自谷类，同时减少食品中的肉类及动物脂肪可降低结直肠癌的发病率，所以有人主张老年人应多吃新鲜水果、蔬菜，肉类也以低动物脂肪的鱼类及家禽为主，以期达到预防或减少结直肠癌发生的目的。

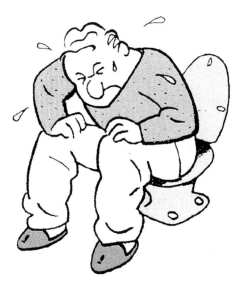

三、如何警惕老年人大肠癌

老年人结直肠癌的大便习惯改变以便秘为

主，其次是便频和大便形状的改变。这是由老年人代谢功能差，肠蠕动较缓慢，加之肿瘤对粪便的阻挡而造成的。若肿瘤的位置位于直肠，则可出现大便形状的改变或便频。对于出现血便和黏液血便的老年人患者，应考虑同痔疮或肠道炎性疾病等鉴别，即使已明确了长期的痔或炎症性肠道疾病，仍应做肠镜检查，以排除合并大肠肿瘤的可能性。对于不明原因的进行性贫血，体重下降，腹部包块、腹痛、腹胀和发热等症状者，应考虑有无右半结肠癌和结肠癌并存阑尾炎、阑尾周围脓肿之可能。应予特别注意的是，不少老年人结直肠癌呈隐匿性生长，临床上早期无任何症状，加之老年人反应迟钝，对一般的腹部不适容易忽视，以致延误诊断或延期诊断。

四、老年人大肠癌的治疗策略

老年人结直肠癌的治疗仍以手术为主综合治疗。由于老年人的脏器功能较青、中年人有所减退，机体的抵抗能力及免疫力逐渐下降，且容易伴发各种系统的慢性器质性病变，其中最常见的是心脑血管病、呼吸道疾病和代谢病。因此，给老年恶性肿瘤患者的治疗带来了困难，尤其是外科手术治疗。过去认为对高龄结直肠癌患者，特别是其中某些病例不宜手术，甚至列为手术禁忌症。国外文献资料报告 65 岁以上的老年人结直肠癌手术死亡率为 7%～29%，其中 70% 死于心血管疾病，近年来有逐渐下降的趋势。随着我国人口的老龄化，60 岁以上的老年人结直肠癌逐年增加，手术的适应症应适当放宽，70%～80% 病例可施行手术切除，50% 病例可获根治性切除。我们主张重视老年人结直肠癌围手术期处理，正确有效地治疗伴发疾病，正确了解和估计各主要脏器的功能状态，术前充分准备，合理选择手术时机与手术方式，有望提高手术治愈率，减少并发症及降低手术死亡率。

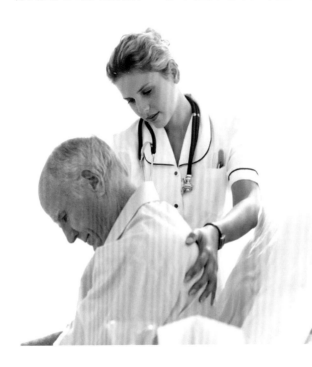

对于老年人结直肠癌手术方式，有人主张行根治性手术，有人主张姑息切除，目前，手术治疗的意见尚未统一。由于

老年人患者自身生活及护理能力较差，家庭成员又多为职业型，对老年人患者的精神及生活护理很少能做到及时完善。为此，我们主张对老年人的外科手术治疗，只要病情条件允许、应尽量做保留肛门括约肌功能的根治手术，以提高术后的生存质量。对直肠癌无法切除的患者，也无须行常规的乙状结肠造瘘，可行乙状结肠外置术，到出现梗阻时随时切开外置的肠管，尽可能减轻患者的心理和生活上的负担。

（姚礼庆　时　强　黄　媛）

第四十一章　关于大肠癌手术治疗的几个新观点

像其他恶性肿瘤一样，大肠癌的首选治疗方案是手术治疗，但患者术前有一些需要解决的疑问。

一、术前贫血很严重，可以手术吗

结直肠癌术前多表现为便血，而盲升结肠癌由于不易发现，病程较长，术前贫血均较严重，很多患者担心无法耐受手术。其实，贫血只有手术切除肿瘤后才会真正恢复，术前输血只会增加肿瘤转移的几率，而且收效甚微。

二、术前发现伴有肝转移，手术有意义吗

肝转移，对于患者来说已属晚期，手术切除原发灶的意义到底有多大呢？在所有癌症出现的肝转移中，结直肠癌肝转移的治疗效果是最好的。首先，约有10%的患者有同时手术切除转移灶的可能，这些患者可获得与无肝转移患者类似的治疗效果。其次，由于化疗药物（乐沙定）对于结直肠癌肝转移的疗效很好，约有25%肝转移患者在经过化疗后可获得第二次手术切除原发灶和长期生存的疗效。因此，结直肠癌肝转移患者首选手术治疗，当然在专业的医院有专业医生的指导也是非常重要的。

三、为什么医生会让我在手术前做介入治疗

结直肠癌患者术后约有25%患者会出现肝转移，而手术前的介入治疗可将肝转移的发生率降低50%；再者手术前的介入治疗，又称为局部化疗，是通过微创技术将导管插入肿瘤局部供应血管及肝动脉注入化疗药物，副反应小，肿瘤局部的化疗药物浓度高，疗效好。因此，对于结直肠癌患者，尤其是肿瘤较大的患者，术前选用介入治疗可获得

事半功倍的效果。

四、介入术后需要好好休养后再手术吗

科学研究指出，介入术后 7~10 天肿瘤局部坏死最明显，时间太短，药物的作用还没完全发挥；时间相隔太长，残余的肿瘤细胞会再次进入新的快速增长期。因此，介入术后 7 天是手术治疗的黄金时期，真正的休养需要等到肿瘤切除以后，否则身体是养好了，肿瘤也快速增长了，得不偿失。

五、对于因各种原因无法手术的患者，肠道支架是一个很好的选择

结直肠癌患者多为老年患者，合并症较多，如严重的心肺功能异常等，对于这类患者，如果肿瘤较大，有发生完全堵塞影响大便排出的可能，可选择结肠内金属支架置入术，避免排便困难，提高患者的生活质量。复旦大学附属中山医院是国内开展肠道金属支架时间最早、例数最多的单位，经验丰富，很多外院转来的无法手术的结直肠癌患者在该院获得了及时的治疗，改善了生活质量。

六、合并急性肠梗阻的患者，需要腹壁结肠造瘘吗

急性肠梗阻，就是突然无法"排便和放屁"，患者多有腹痛、发烧等症状。在急性肠梗阻的患者中约有 50% 是结直肠癌引起的，传统的治疗方法是做腹壁结肠造瘘，"大便从肚子上排出"，患者很痛苦。复旦大学附属中山医院在国内率先开展急性肠梗阻的肠梗阻导管引流术，也是目前国内开展此项治疗最多的单位，使患者可 I 期手术吻合结肠，避免了腹壁结肠造瘘之苦。

七、机器人手术系统在肠癌根治术中的应用

达芬奇机器人手术系统一个显著的优势，就是在狭小的空间中可以获得灵活的操作和清晰的视野。达芬奇机器人辅助结肠癌根治术，手术仅一个小切口或者无切口，减少了患者术后的疼痛和切口愈合不佳的可能，有利于患者早期的活动和后期治疗的开展。该手术依靠达芬奇机器人手术系统放大的三维立体视野和灵活、精确的机器手臂，实现了在腹腔、盆底这些狭小空间内的细致解剖，从而达到了减少术中出血、保护盆底自主

神经的效果。该手术实现了对病人的"微创"。此外，由于主刀坐在远离手术台的操作台前进行手术，身体相对不易疲劳；术者自主控制镜头，使视野更稳定，不会因为镜头晃动而眩晕。运用达芬奇机器人进行此类长时间操作的手术，对术者也是一种"微创"。

复旦大学附属中山医院结直肠癌专业组于 2010 年 9 月开展了第 1 例达芬奇机器人手术系统辅助乙状结肠癌根治术；于 2011 年 9 月完成国际首例达芬奇机器人辅助直肠癌根治术 + 腹腔镜同步肝转移灶微创切除术；于 2013 年 3 月完成国际首例达芬奇机器人辅助肠癌根治术 + 胸腔镜同步肺转移灶微创切除术。截至 2013 年 7 月，共施行达芬奇机器人手术系统辅助结直肠手术 185 例，手术效果良好，患者较一般开腹手术明显迅速恢复，提早出院。

（钟芸诗　时　强　朱博群）

第四十二章　消化道肿瘤术后病人怎样合理饮食

一、胃癌术后病人如何合理饮食

胃癌术后总的饮食原则是采用易消化的食物，含蛋白质、脂肪较丰富的烹调较烂的食物，尽量减少食物中粗纤维的含量。必须注意：不易消化的粗糙食物可以加重病人的病情。

胃癌术后常见的合并症有：（1）倾倒综合征：由于失去幽门对食物的控制能力，进食大量食物后骤然进入小肠，使病人感到上腹饱满，不适，恶心，呕吐，头晕，乏力，出汗，心悸，衰弱，血压稍高，面色苍白，一般休息 10~20 分钟可以缓解。（2）低血糖：由于饭后葡萄糖在小肠内吸收过快，造成暂时性血糖升高，刺激胰岛分泌增加，继而发生血糖过低，病人表现心悸、头晕、出冷汗等症状，多发生在进食后 2~3 小时，稍微进食或喝些葡萄糖水可以缓解症状。（3）体重下降：由于胃内容量变小后影响胃的纳食和消化功能，进食方式不当，可以造成营养素和热量不足，使病人的体重下降。（4）贫血：多见于缺铁性贫血，由于胃液分泌减少和肠液反流，使胃酸明显减少，直接影响到口服铁的吸收，造成贫血。

合理的进餐完全可以预防上述合并症的发生。（1）少食多餐。胃大部切除的病人宜少食多餐，每天进餐 6~7 次，定时定量进餐可以使胃内不空不用，也可以逐步适应残胃的消化功能。少食多餐应是胃癌切除后病人的重要饮食制度。（2）干稀分食。为使食物在胃内停留时间延长，进餐时只吃较干食物，不喝水，可以在进餐 30 分钟以后喝水，从而避免食物被快速冲入小肠，并能缓慢通过小肠，促进食物的进一步吸收。（3）限制碳水化合物摄入，预防倾倒综合征。（4）逐步增加食量和食物种类。病人应从术后的流食、半流食逐步转为软食或普通膳食，并根据病人的饮食习惯增多花样，提高病人的食欲，有助于病人的康复。

二、大肠癌病人为何要注意合理饮食

大肠癌病人合理的饮食和营养是辅助治疗大肠癌的手段之一。手术放疗和化疗等治疗肿瘤前应积极改善病人的营养状况，可以使患者顺利接受治疗，而手术，放、化疗后采用积极的营养治疗措施可以促进机体恢复，从而加强和巩固疗效。对于中晚期大肠癌，病人表现为进行性体重下降，贫血，低蛋白血症，腹痛，偶尔梗阻时有全身脱水及水电解质紊乱等病症。20%～30%大肠癌病人死于营养不良和水电解质失衡。因此，重症大肠癌病人的饮食和营养治疗可延长病人的生存期。

三、加强营养是辅助抗肿瘤的方法，如何合理营养

大肠癌无论中晚期应尽可能切除原发病灶，根据病人情况在医生的指导下进行放、化疗等治疗，而食疗的目的是改善患者营养状况，提高机体抗肿瘤治疗的承受能力和抗肿瘤治疗后的康复能力，从而达到抗肿瘤的辅助治疗效果。有些病人放弃手术治疗和放、化疗，而花很多钱购买昂贵的补品，这对大肠癌治疗是有害无益的。肿瘤细胞生长速度快，能力强，对营养物质的需求量大，不进行抗肿瘤治疗而盲目补充营养反而可能促进肿瘤细胞生长。

（1）增加奶制品和蛋白质饮食：病人患大肠癌后总希望医生能够提供抗肿瘤的"灵丹妙药"，包括在饮食方面。事实上，没有哪种食物能起到如此神奇的功效。目前，医生工作量大，每天需开3～5台手术，也没有更多时间与病人讨论他们的饮食和营养。大肠癌病人的饮食原则上和正常人一样。每天有主食，荤素搭配，粗细粮搭配，保证每天有新鲜蔬菜和水果的摄入，足够的纤维和抗氧化物质，以及菌藻类食物，如蘑菇、香菇、黑木耳、海带等食物因富含膳食纤维和能提高人体免疫力的生物活性物质而受到大家推崇。此外，每日早晚各保证一杯牛奶，两个鸡蛋（比正常人略多一份），也是平衡膳食的基本组成。天然食品中的钙可以预防大肠癌，而最好的补钙水果是柚子，每100克柚子含钙519毫克，柚子可以预防大肠癌，可作为大肠癌患者放化疗前的保护性食品。

（2）无需禁忌鸡蛋和海鲜：很多大肠癌病人及家属关心饮食禁忌问题，询问是否不能吃鸡蛋、海鲜、牛羊肉等。临床上碰到很多病人认真忌口，发病后从不碰"发物"，其实"发物"对食物过敏者会引发疾病，但其对无疾病者的促发病的作用从未被世界各国证实过，从

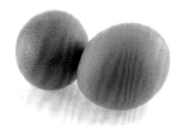

未见到因为吃某种食物而引起肿瘤复发和转移的病例。有些病人只吃鸭蛋，不吃鸡蛋，也是错误的选择。鸡蛋的优质蛋白质和微量营养素含量比鸭蛋高，也是肿瘤病人所需要的。因此，大肠癌病人无需忌"发物"。对于很大部分的肿瘤病人，选择食物并无特别要求。饮食宜忌应和健康人一样，而受大家推崇的淡水河中的鱼、虾等可以提高免疫力。

（3）不可忽视的个体化饮食和营养：所有大肠癌无论部位、大小，分期手术及放、化疗等对消化道功能均有不同程度的影响，有无高血压、高血脂、糖尿病以及肝、肾疾病等其他疾病，都是肿瘤患者在饮食和营养安排时所需要综合考虑的问题，比如高血压、高血脂、糖尿病人在饮食选择方面有很多限制和要求，这类病人应减少脂肪类饮食和糖类饮食，多食入含纤维素和蛋白质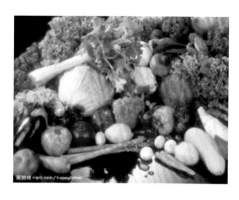的食物。对于肝功能异常患者应少吃荤多吃素，肾功能异常者还要注意少盐。有较多病症的患者，可咨询营养师，获得个体化饮食指导。

总之，大肠癌患者无需害怕，不应抵触手术和放、化疗，配合合理的饮食和营养是抗肿瘤辅助治疗的重要手段，应遵循低脂肪、少量优质蛋白和高碳水化合物的总体原则，适量补充钙等无机盐及维生素等，有助于提高自身免疫力，战胜大肠癌。

（姚礼庆　李　剑　练晶晶）

第四十三章　内镜治疗新技术

一、内镜黏膜切除术（Endoscopic Mucosal Resection，EMR）

无淋巴结转移、浸润深度浅，采用 EMR 法可以完全切除的消化道早癌和癌前病变均为 EMR 的适应症。完全切除分为整块切除（病变在内镜下被一次性整块切除）和分次逐步切除。完整切除是指病变能整块切除，且切除病灶的各边缘 2 mm 内均未发现癌细胞。切缘发现癌细胞者为不完整切除，分次切除属于不完整切除。内镜治疗前建议采用超声内镜、放大内镜、染色内镜检查（NBI 电子染色或碘剂化学染色）了解病灶的大小、形态，确定病灶的浸润深度。EMR 的常规操作步骤是：发现病灶后，病灶周边标记，黏膜下注射生理盐水，圈套器圈套病变后电切。EMR 具有操作简便、创伤小、并发症少等优点。随着内镜技术的改进与器械的发明，EMR 技术得到不断发展与创新，透明帽法、套扎器法、双管道内镜法、黏膜分片切除术等内镜下手术方式相继问世。

（1）双钳道内镜法，是指用双活检管道的内镜，经一个管道插入圈套器并打开放在病灶黏膜上，另一管道插入异物钳并张开放在拟切除病灶的中央，轻按吸引器按钮，使黏膜皱缩，异物钳钳起黏膜，收紧圈套器通电电切。

（2）EMR-C 法，即透明帽法。步骤如下：①插入普通内镜，寻找到病灶后采用高频电刀距病灶边缘 0.3 ~ 0.5 cm 处标记拟切除的范围。②黏膜下注入盐水。③拔出内镜，在内镜前端装上内镜切除器，重新插入内镜。④吸引病灶黏膜到切除器内，松开圈套器，使其从切除器上脱开，收紧圈套器，通电切除，回收标本。EMR-C 有以下优点：①对操作技术要求不高。②采用标准单钳道内镜。③能在狭小的空间中切除较大的病变。

（3）EMR-L 法（见图 43-1），是将食管曲张静脉套扎器安装在胃镜前端，采用黏膜下注射法将盐水注入病变周围将病变托起，启动负压吸引将病变吸入套扎器中，牵拉橡胶圈使之脱下将病变套紧，然后从活检管道伸出圈套器在橡胶圈的下方套住病变，通电切除。

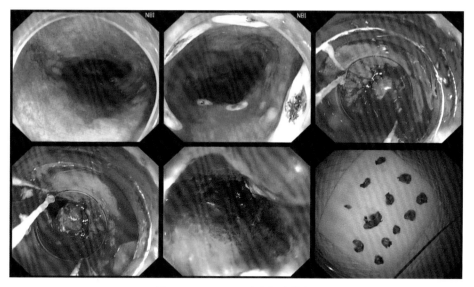

图 43-1　EMR-L 治疗食道早癌

二、内镜黏膜下剥离术（Endoscopic Submucosal Dissection，ESD）

ESD 始于日本，最初用于治疗早期胃癌，现已经发展到治疗消化道其他部位的疾病，如结肠、直肠、食管甚至十二指肠的病变。

ESD 治疗前建议采用超声内镜、放大内镜、染色内镜检查（电子染色或化学染色）了解病灶的大小、形态，确定病灶的浸润深度。ESD 的步骤如下：①标记。用针刀或氩气刀在病灶周围进行电凝标记，黏膜病灶离开病灶边缘 0.5～1.0 cm。②黏膜下注射。将 5 mL 靛胭脂、1 mL 肾上腺素和 100 mL 生理盐水混合配置的溶液，于病灶边缘标记点外侧进行多点黏膜下注射，可以重复注射直至病灶明显抬起。若病变侵犯到黏膜下层，注射生理盐水后病变抬举征不明显，应停止 ESD 术，根据术前检查和术中评估，推测病变性质，和家属沟通后，选择其他内镜术式或手术治疗。③边缘切开。电刀沿病灶边缘标记点外侧缘切开病灶黏膜，这个步骤决定于被切除病灶的形态，同时保证切缘没有病灶累及，一般先切开病灶远侧黏膜。④黏膜剥离。借助透明帽，通过反复的黏膜下注射、分离，根据情况采用钩形电刀或 IT 刀将病灶从黏膜下层进行剥离，大块、完整地切除病灶。术中随时止血是手术成功的关键；直视下操作，可有效地避免消化道穿孔；剥离中反复黏膜下注射，始终保持剥离层次在黏膜下层；剥离中通过拉镜或旋镜，使始终沿病变基底切线方向进行剥离。⑤创面处理。包括创面血管处理与边缘检查。通常采用氩离子血浆凝固术、热活检钳、金属夹等技术处理巨大溃疡创面，预防迟发性出血和穿孔。

对于上消化道病变创面，喷洒 20 mL 硫糖铝胶；对于直肠病变创面，给予黏膜保护剂（如复方角菜酯栓等）塞肛，均对促进伤口的愈合有一定的帮助。⑥标本处理。切除病灶标本应用大头针固定四周，测量病灶最大长径和与之垂直的短径，4%甲醛固定后送病理检查，确定病变性质、病灶切缘及基底有无病变累及。组织来源难以确定时做 S100 蛋白、SMA、Vimentin、Desmin、CD177、CD34 等免疫组化染色，来确定肿瘤的性质。

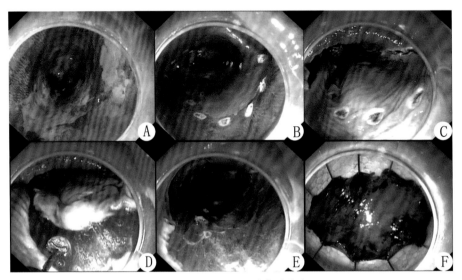

图 43-2　ESD 治疗食道早癌

三、内镜黏膜下挖除术（Endoscopic Submucosal Excavation，ESE）

随着超声内镜的普遍应用，消化道黏膜下肿瘤（SMT）的发现和诊断水平有了显著提高。消化道 SMT 大多为良性肿瘤，但部分 SMT 尤其是来源于固有肌层的消化道间质瘤，具有恶变潜能。过去认为，起源于消化道黏膜下层的 SMT 可以进行内镜下治疗，而起源于固有肌层的病变由于内镜不易彻底切除，且容易造成穿孔等并发症，多采取外科手术切除和定期随访。近来应用 Hook 刀对消化道 SMT，尤其是来源于固有肌层的 SMT 进行 ESD 治疗，取得了较好的治疗效果。

如上述 ESD 的操作，用钩形切开刀沿标记点环周切开黏膜，再切开黏膜下层，显露固有肌层病灶后，沿病灶边缘对其进行剥离，或剥离近结束时加用圈套器圈套病变完整电切。对于紧贴固有肌层不能完整剥离的肿瘤，亦可用圈套器尽可能圈套、电切大部分病变。仔细观察创面有无肿瘤残留，内镜下创面没有任何可见的肿瘤残留视为完整切除。在治疗消化道固有肌层肿瘤时，ESD 的目的是剥离黏膜下层后充分暴露固有肌层的瘤体，证实肿瘤源于固有肌层，同时内镜下容易钝性分离瘤体且降低穿孔的比例，故我们也可以认为该技术是在 ESD 基础上发展起来的新技术，另外命名为"内镜黏膜下挖除术（ESE）"。目前，复旦大学附属中山医院内镜中心除了将该技术应用于胃和大肠的 SMT，也应用于固有肌层外只有一层外膜的食管 SMT，效果良好。

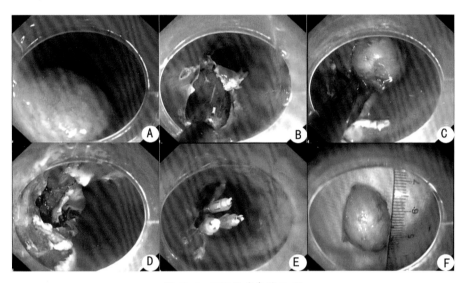

图 43-3　ESE 治疗食道 SMT

四、内镜全层切除术（Endoscopic Full-thickness Resection，EFR）

如前所述，内镜黏膜下剥离术（ESD）主要用于胃肠道黏膜层较大、平坦病变如早癌和癌前病变的一次性大块、完整切除。对于突向黏膜下层生长的源于固有肌层的黏膜下肿瘤（SMT），应用 ESD 的手术器械和方法可以行内镜黏膜下挖除术（ESE）而切除病变。近年来在成功开展 ESD 和 ESE 治疗的基础上，内镜全层切除术（EFR）逐步开展，也取得了较好的治疗效果。根据是否需要腹腔镜辅助治疗，可以将消化道肿瘤 EFR 分为两种：

（1）复旦大学附属中山医院内镜中心在国内首先报道了无腹腔镜辅助的内镜全层切除术治疗来源于固有肌层的胃黏膜下肿瘤，其治疗方法如下：EFR 治疗前胃镜头端附加透明帽，EFR 治疗均在气管插管、全身麻醉下进行。①病灶边缘标记，黏膜下注射，预切开肿瘤周围黏膜和黏膜下层，显露肿瘤。对于明显突向胃腔内肿瘤，可以不进行标记而直接黏膜下注射。为方便后续切除过程，必要时应用圈套器电切肿瘤表面黏膜和黏膜下层。②沿肿瘤周围分离固有肌层，将瘤体自固有肌层剥离，直至浆膜层。③吸净胃腔内液体，沿肿瘤边缘切开浆膜，造成"主动"穿孔或"人工"穿孔。④胃镜直视下完整切除肿瘤，切除过程中如瘤体突向胃腔外，换用双钳道胃镜，异物钳拖拉瘤体至胃腔内，应用圈套器圈套电切包括周围固有肌层和浆膜层在内的瘤体。注意避免切除的肿瘤落入腹腔内。⑤胃镜直视下应用金属夹自创面两侧向中央完整对缝创面。本手术对于是否需要黏膜下注液，存在争议，但注液后可以使层次清楚，在切除过程中可以分层剥离，增加了手术的安全性。

（2）国外关于在腹腔镜辅助下行 EFR 的报道较多，操作步骤简述如下：①内镜下找到病变，按照 ESD 的做法，标记，黏膜下注射，环周黏膜下切开。②继续按 ESD 切开 2/3 或 3/4 周的黏膜下至浆膜层。③此时胃内空气漏到腹腔，观察困难，则用腹腔镜切除剩余部分，并取出标本。④腹腔镜下缝合，腹腔冲洗并放置引流管。腹腔镜辅助治疗的优势是：可以分离浆膜侧组织和血管；监测浆膜侧情况，避免损伤重要血管和邻近脏器；可以在缺损形成，消化道充气不足造成视野不清时，辅助切除肿瘤；完成全层切除后，辅助缝合全层切除后的消化道缺损；进行冲洗，预防腹腔感染；冲洗液找肿瘤细胞，评估是否在术前或术中发生腹腔种植；放置引流管，方便观察和处理腹腔感染或修补处渗漏；可以发现肿大淋巴结，并进行前哨淋巴结的清扫或活检等。不过，严格地说这已经属于双镜治疗的范畴了。另外，也有人提出对于年老体衰伴有严重内科疾患及不能耐受根治性手术的胃癌患者，如病变浸润深度超出黏膜下层，可以在 EFR 切除肿瘤后，胃镜下经胃壁创面进行腹腔前哨淋巴结检测，切除可能发生转移的淋巴结，这实际上也显示了 EFR 与自然腔道手术（Natural Orifice Transluminal Endoscopic Surgery，NOTES）的延续性。

五、内镜下食管肌层切开术（Peroral Endoscopic Myotomy，POEM）

以上介绍的都是 ESD 在消化道早期肿瘤或癌前病变中的应用，而 POEM 主要用于治疗贲门失弛缓症，该手术在 1980 年就有报道，但因为内镜治疗技术的限制而没有得到推广，近年来，在 ESD 发展的基础上，该技术重新得到了重视。其操作步骤如下：①食管黏膜层切开：胃镜前端附加透明帽，吸净食管腔内潴留液体和食物残渣。距离胃食管交界处（Gastro Esophageal Junction，GEJ）上方 8～10 cm 处，行食管右后壁黏膜下注射（注射液为靛胭脂、肾上腺素和生理盐水的混合液）。用电刀纵形切开黏膜层约 2 cm，显露黏膜下层。②分离黏膜下层，建立黏膜下"隧道"：用电刀沿食管黏膜下层自上而下分离，边黏膜下注射边分离，建立黏膜下"隧道"，直至 GEJ 下方胃底约 3 cm。黏膜下层分离过程中避免黏膜层特别是胃底部位的破损和穿孔。③环形肌切开：胃镜直视下从 GEJ 上方 7～8 cm，应用电刀从上而下纵形切开环形肌至 GEJ 下方 2 cm。切开过程中由浅而深切断所有环状肌束，尽可能保留纵形肌束，避免透明帽顶裂纵形肌。对于创面出血点随时电凝止血。④金属夹关闭黏膜层切口：完整切开环状肌后，将黏膜下"隧道"内和食管腔内液体吸尽，冲洗创面并电凝创面出血点和小血管，退镜至黏膜层切口，再次进镜通过贲门确定无阻力后，多枚金属夹对缝黏膜层切口，胃镜监视下放置胃肠减压管。

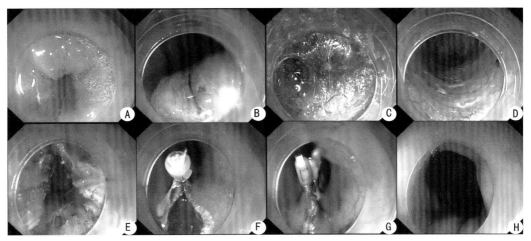

图 43-4　POEM

六、内镜经黏膜下隧道肿瘤切除术（Submucosal Tunneling Endoscopic Resection，STER）

本术式是近期中山医院内镜中心将 ESD 和 POEM 手术结合起来，创新出的一种内镜手术方式。主要适用于食管和 GEJ 处的黏膜下肿瘤。以食管 SMT 为例，手术操作如下：STER 治疗均在气管插管、全身麻醉下进行，术前半小时予静脉应用抗生素预防感染。（1）内镜寻找到肿瘤，并准确定位，对于不易定位的贲门部 SMT，可以于黏膜下注射少量稀释的靛胭脂或美蓝帮助定位。（2）建立黏膜下隧道，显露肿瘤。选择距离 SMT近口侧直线距离 5 cm 处食管或胃黏膜作为切口，将 2 ~ 3 mL 靛胭脂、1 mL 肾上腺素和100 mL 生理盐水混合后，用注射针局部注射将局部黏膜层隆起，用电刀纵形切开黏膜1.5 ~ 2 cm，初步分离切开处黏膜下组织，内镜即可借助头端透明帽沿切口进入黏膜下，用 Hook 刀逐步分离黏膜下层及肌层，在黏膜下层和肌层之间形成一纵行隧道，分离直至跨过肿瘤 1 ~ 2 cm，显露肿瘤。建立隧道的过程中注意避免损伤黏膜面。（3）胃镜直视下完整切除肿瘤。应用电刀沿肿瘤周围分离固有肌层，保持瘤体包膜完整，将瘤体自固有肌层剥离，尽量避免损伤食管外膜或胃壁浆膜层。对于部分瘤体与浆膜紧密粘连的

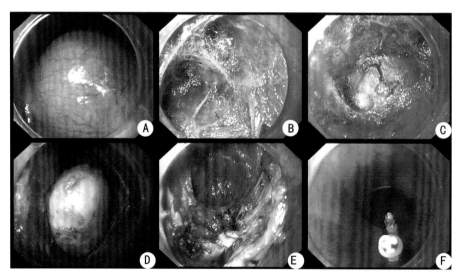

图 43-5　STER 治疗食道 SMT

胃 SMT，若无法应用电刀将瘤体直接剥离，可用电刀沿瘤体周围切开浆膜，完整切除肿瘤。切除过程中如瘤体突向胃腔外，换用双钳道胃镜，异物钳拖拉瘤体至胃腔内，应用圈套器圈套电切包括周围固有肌层和浆膜层在内的瘤体。此时若气腹较重，可以用腹腔穿刺针于右下腹穿刺排气，减轻腹压。注意避免切除的肿瘤落入腹腔内，同时注意切缘的止血，避免游离腹腔内的出血。（4）缝合黏膜切口。肿瘤切除后，用生理盐水反复冲洗黏膜下隧道，以 APC 或热活检钳处理出血灶和可见的小血管，内镜退出黏膜下隧道，直视下应用 3~5 个金属夹完整对缝黏膜切口。

（时　强　任　重　陈　涛）

第四十四章　双镜治疗

一、胃镜联合腹腔镜治疗潜在淋巴结转移风险的胃黏膜早癌

早期胃癌可以通过 ESD 行内镜下的微创治疗，但如果存在以下情况之一：（1）病理为未分化型；（2）大于 2 cm；（3）存在脉管侵犯；（4）侵犯黏膜下层；（5）溃疡改变，此时早期胃癌淋巴结转移的风险增加。因此对于此类早期胃癌即使 ESD 完整切除病灶，仍然建议行标准的胃部分切除术 + 淋巴结清扫术。但是大部分（约91%）的此类病例，行胃部分切除术 + 淋巴结清扫术后，并没有发现转移的淋巴结。许多病人却因为附加手术而带来了反酸、食欲不佳、食管反流等并发症。Abe N. 等报道了 ESD 完整切除胃部早期病灶 + 腹腔镜淋巴结清扫的方式治疗此类早期胃癌，共纳入 21 名患者，其中 19 例没有发现转移淋巴结，另 2 例病人，根据他们自己的意愿，也没有行进一步的手术。平均随访 61 个月，所有病人均存活且没有复发。故认为该方法对于这些病人安全微创，值得进一步研究。具体步骤如下：

常规 ESD 完整切除病灶（标记、黏膜下注射、切开病变外侧缘黏膜、剥离病变、创面处理）。当切下的病灶行病理检查，发现存在淋巴结转移风险时，限期再行腹腔镜淋巴结清扫术。腹腔镜手术在全麻下进行，淋巴结的清扫范围根据肿瘤的部位和淋巴结引流的范围而定。将注射用吲哚菁绿 8 mL 进行 ESD 切除术的溃疡瘢痕周围处黏膜下注射，腹腔镜下观察 5 ~ 10 分钟，可以显示前哨淋巴结，对淋巴结清扫的重点和范围也有重要的指导意义。

二、结肠镜联合腹腔镜治疗肠道早癌或癌前病变

肠道病变 ESD 治疗的适应症为：（1）无法通过 EMR 实现整块切除的、大于 20 mm 的腺瘤和结直肠早癌，术前需通过抬举征、放大内镜或 EUS 评估是否可切除；（2）抬举

征阴性的腺瘤和早期结直肠癌；（3）大于 10 mm 的 EMR 残留或复发病变，再次 EMR 切除困难的病变；（4）反复活检仍然不能证实为癌的低位直肠病变。同时指出病变浸润深度超过 sm1（黏膜下层上 1/3）为 ESD 的相对禁忌症。对于符合 ESD 治疗适应症的结直肠早癌或癌前病变，一般认为，选择双镜治疗的指征为：（1）病变较大，直径＞ 5 cm，单纯内镜切除存在风险；（2）病变位置不佳，位于结直肠皱褶内，应用肠镜无法理想暴露；（3）病变基底较宽，基底部＞ 1.5 cm。当然，根据不同医院内镜治疗水平的不同，尤其是 ESD 治疗水平的高低，治疗指征可有差异。

1. 腹腔镜辅助结肠镜治疗

腹腔镜探查腹腔并暂时性阻断回肠末端，防止肠镜治疗时，过多气体进入小肠，造成腹腔镜的视野不清。在结肠镜引导下寻找并识别病变肠段，必要时游离需要治疗的部分肠段。腔镜通过腹腔内"顶"、"拉"等动作协助暴露息肉，结肠镜下通过 ESD 或 EMR 等技术完整切除病灶。一旦出现或可能出现穿透性的损伤及出血时，腹腔镜及时在肠壁薄弱处采取缝合加固等相应的处理。

2. 结肠镜辅助腹腔镜治疗

（1）结肠镜辅助腹腔镜楔形切除术：适合于病变基底部较宽，而且位于系膜对侧缘的患者。手术过程中由结肠镜进行定位并继续进镜超过息肉部位（对于盲肠病变，需要进入末端回肠），腹腔镜下应用线形切割吻合器行楔形切除。由于有结肠镜作为衬垫，腹腔镜切除时不会损伤到对侧肠壁或将肠腔闭死。

（2）结肠镜辅助下的经腔内切除：适于位于系膜缘病变的治疗。此时需要在病变所在肠段的系膜对侧缘由结肠镜将肠壁打开，腹腔镜下应用线形切割吻合器将息肉切除，然后再将打开的肠壁经腹腔镜关闭。

（3）腹腔镜肠段切除术：当病灶位于系膜缘，以上两种方法不易切除者，根据病灶部位选取相应肠段切除手术。结扎并离断相应动静脉，分离需切除的肠段及系膜，视情况行体内或体外的肠段切除与吻合。结肠镜的作用有以下两点：一方面是经过肠镜的仔细定位，避免了大范围的肠段切除；另一方面在完成吻合后，再次结肠镜检查，可检查吻合口的完整性。术中行冰冻病理，发现癌变者，原位癌可以不追加手术，浸润性癌需追加腹腔镜结直肠癌根治术。

最早的关于腹腔镜监视下的结肠镜息肉切除术是由 Franklin 在 1991 年报道的。此后有许多作者对不同的手术方法进行了报道，证明双镜联合治疗的安全性和可靠性。Vokkurka 等报道了对于基底部＞ 1.5 cm 的息肉在内镜切除后做腹腔镜修补治疗；Lepicard 等报道了一组 16 例结直肠息肉患者接受双镜联合治疗，腹腔镜辅助下的内镜切除比例占 40%，2 例患者由于腹腔镜无法完成手术改为了开腹手术。2009 年 Morris 等报道了双镜联合治疗结直肠息肉的大宗病例研究，1990—2008 年共 160 例患者纳入研究，男性 82 例（51%），平均年龄 74.7（46～99）岁。共 205 枚息肉获得了切除，59% 位于右半结肠，4% 位于横结肠，8% 位于左半结肠，19% 位于直肠和乙状结肠。从病理类型来看，43% 为绒毛状管状腺瘤，19% 为绒毛状腺瘤，17% 为管状腺瘤，7% 为原位癌。平均手术时间 96.5 分钟，平均住院时间 1.1 天，恢复正常活动时间 2（1～10）天。并发症主要包括肺不张 9 例，血肿 3 例，肠梗阻 4 例，都很轻微，无死亡病例。截至 2008 年，平均随访时间 65（6～196）个月，其中 47.6% 患者随访超过了 5 年，无复发病例。

三、肠镜支架植入术联合腹腔镜治疗结肠癌急性肠梗阻

双镜联合在进展期或晚期结直肠癌中的应用主要包括以下三个方面：（1）结肠镜定位行腹腔镜结直肠癌根治手术：对于术前即诊断为浸润性结直肠癌，但浸润范围不超过肠腔 1/3 周者，术中肠镜定位，行腹腔镜结直肠癌根治术。（2）腹腔镜结直肠癌根治术中结肠镜排查，对于术前肠镜检查时，因病变较大，阻塞肠腔不能完成全结肠检查者，在腹腔镜手术中可以行结肠镜检查，排除多源发癌的可能。（3）金属支架引流 + 腹腔镜结直肠癌根治术：有 15%～20% 的结直肠癌以急性肠梗阻为首发症状，传统的治疗观念是急诊手术，剖腹探查解除梗阻和结肠造口，手术创伤大，并发症发生率高。内镜下金属支架引流术使急诊手术转为择期手术，避免了造口，结合腹腔镜根治手术，真正实现了微创治疗目的。我们在此重点讲述第三种情况。

对于明确为结直肠梗阻的病人，急诊肠镜检查可作为其他影像学检查的有效补充，在直观发现病变并获取活检病理检查的同时，还能采取进一步的治疗措施，如金属支架置入或肠梗阻导管引流。内镜下金属支架引流术的操作要点如下：（1）导丝的置入：若内镜发现肿瘤中央存在腔隙，可直接用黄斑马导丝进行尝试性插管或以造影导管为支撑用黄斑马导丝插管，若导丝插入没有阻力，可借助 X 线透视以明确导丝是否已通过狭窄部并进入近段结肠；若在内镜下无法直接观察到肿瘤中央的腔隙，往往无法置入导丝，此时可在肠镜头段安放透明帽，以协助腔隙的暴露。（2）标记：由于结肠解剖位置较为活动，体外标记肿瘤的位置往往比较困难，定位不准确。直肠的位置虽然相对比较固定，但盆腔表面很难固定外标记。因此，可选择国产金属支架进行非经嵌道释放，我们采用钛夹标记肿瘤的下缘，作为放置支架的标记。（3）造影：由于结直肠在腹腔内盘曲，造影很难准确地判断狭窄的长度，造影的主要目的在于判断导丝是否位于肠腔内。同时，造影剂不可太浓或注入太多，否则会干扰支架释放过程的观察。（4）选择支架：

理论上是狭窄长度 +4 cm，即两端各保留 2 cm。但是，由于结直肠内存在大量的粪便，对观察真正的狭窄长度会产生干扰。因此，我们一般会选择长度较长的支架，如 8 cm 和 10 cm。若病人需要接受进一步手术，结肠手术切除的范围较广，选用较长的支架对手术影响不大。但有一点需要指出，对于直肠病变，尤其是低位直肠癌，支架的下缘应尽量紧贴肿瘤的下缘（距离下缘 1 cm 以内），为以后做超低位保肛手术做准备。（5）疗效观察：支架置入后，内镜下应观察到即时有粪便排出，若病人粪便较硬，在支架置入后 30 min 内应有首次排气和排便，病人的主观症状改善明显。支架置入的当晚，病人排便次数较多，应注意体液容量的平衡，防止出现急性肾前性肾功能衰竭；若支架置入当晚病人没有排便，且主观症状没有改善，应立即手术。此类病人大多梗阻时间较长，肠道处于麻痹状态，支架置入后无法恢复肠道蠕动，仍然无法解除梗阻。

支架植入成功后 7 天，重新评估患者的病情，如果符合腹腔镜手术指征，可以常规肠道准备后，行腹腔镜肠癌根治手术。置入金属支架后行腹腔镜治疗的病人可明显缩短住院天数，降低术后并发症发生率。Cheung 等报告了金属支架引流 + 腹腔镜结直肠癌根治术和传统开腹手术治疗左半结肠梗阻的随机对照临床研究，共 48 例病人随机分入以上两组，金属支架引流组 I 期手术根治例数（16 例）明显高于传统开腹手术组（9 例，$P < 0.05$）。

四、内镜联合腹腔镜治疗消化道黏膜下肿瘤

对于消化道肿瘤的全层切除，国外报道较多的是腹腔镜辅助下的 EFR 治疗，不过严格地说这已经属于双镜治疗的范畴了。双镜治疗适用于病变来源于黏膜下层或固有肌层，适合在内镜下切除，但单纯内镜切除风险较大的患者，尤其是位于十二指肠和结肠的病变。

操作步骤简述如下：（1）行腹腔镜探查。主要有以下两个目的：第一，判断能否在浆膜面发现并切除肿瘤，并排除腔外来源压迫等可能。若在腹腔镜下能直接窥见肿瘤，则放弃内镜下切除，直接行腹腔镜下切除。第二，阻断末端回肠或空肠起始段，防止内镜操作过程中过多的气体进入小肠。（2）内镜下找到病变，按照 ESD 的做法，标记，黏膜下注射，环周黏膜下切开；内镜下切除时需保证完整切除肿瘤，而不考虑有无穿孔等情况。（3）继续按 ESD 切开 2/3 或 3/4 周的黏膜下至浆膜层。（4）此时消化道内空气漏到腹腔，观察困难，则用腹腔镜切除剩余部分，并取出标本。（5）腹腔镜下缝合，腹腔冲洗并放置引流管。

腹腔镜辅助治疗的优势是：可以分离浆膜侧组织和血管；监测浆膜侧情况，避免

损伤重要血管和邻近脏器，尤其是在十二指肠病灶的治疗过程中，避免损伤胆管及周围血管；可以在缺损形成，消化道充气不足造成视野不清时，辅助切除肿瘤；完成全层切除后，辅助缝合全层切除后的消化道缺损；进行冲洗，预防腹腔感染；冲洗液找肿瘤细胞，评估是否在术前或术中发生腹腔种植；放置引流管，方便观察和处理腹腔感染或修补处渗漏；可以发现肿大淋巴结，并进行前哨淋巴结的清扫或活检等。

五、胸腔镜辅助下隧道内镜切除术

虽然随着 ESD 技术的成熟，我们已经可以用内镜治疗最大直径在 5 cm 左右的食道 SMT，但由于食道操作空间小，且外层只有一层外膜，没有浆膜，故采用 ESD 技术治疗此类肿瘤时，技术要求高，如果发生穿孔且黏膜缺损不能完全闭合，将发生严重的并发症——食道瘘，故对于食道巨大的或者向腔外生长的 SMT，内镜治疗风险大，治疗价值有限。胸腔镜也有微创的优势，但同样地，对于 3 cm 以上的食道 SMT，胸腔镜治疗也存在着一定的难度和风险，用胸腔镜分离肿瘤与食道黏膜时，也不能完全避免黏膜层的缺损所带来的严重并发症。复旦大学附属中山医院内镜中心在既往与本院普外科合作开展腹腔镜联合内镜治疗胃肠肿瘤技术成熟的基础上，近期行胸腔镜联合胃镜治疗来源于食道固有肌层的 SMT，也取得了很好的疗效。虽然国内外已经有胸腔镜联合胃镜的双镜治疗报道，但采用的是内镜监视下的胸腔镜治疗，或者胸腔镜辅助的内镜下 ESD 治疗食道 SMT，后者虽然可以采用胸腔镜协助缝合肿瘤切除后的食道缺损，但仍然没有保证手术区黏膜面的完整。而我们介绍的是胸腔镜辅助的内镜下隧道技术治疗食道 SMT，相对既往的双镜治疗更加安全、有效。手术适应症为：（1）肿瘤大于 5 cm；（2）大于 3 cm 但为马蹄形，且环绕食道超过 1/2 圈。此类肿瘤单纯内镜下治疗或单纯胸腔镜治疗，均手术风险大。故我们尝试行胸腔镜联合胃镜右胸食管肿瘤摘除术。

具体步骤如下：患者取左侧卧位，于腋前线第 7 肋间戳孔置入胸腔镜，探查胸膜腔有无粘连，有无胸腔积液，于右腋前线第 5 肋间戳孔及腋后线第 8 肋间戳孔进胸作为操作孔。①胸腔镜探查，食管脏层胸膜面探查肿块；②胃镜下在肿瘤上方 10 cm 处黏膜下注射注射液（1% 生理盐水 + 靛胭脂 + 肾上腺素溶液），并用电刀切开该处黏膜层，显露黏膜下层，即"开窗"；③用电刀逐步剥离黏膜下层及肌层，在黏膜下层和肌层之间形成一纵行"隧道"，剥离黏膜至显露肿瘤，完整游离马蹄形肿瘤黏膜面；④用胸腔镜电钩分离游离奇静脉弓下方食管，在浆膜侧寻找肿瘤，并在胃镜定位下准确切开肿块表面食管肌层，钝性完整剥除肿块（此时，内镜在黏膜下"隧道"内监视，避免损伤食道黏膜面），用标本袋从胸腔镜孔取出；⑤内镜在黏膜下"隧道"内监视下经胸腔镜间断

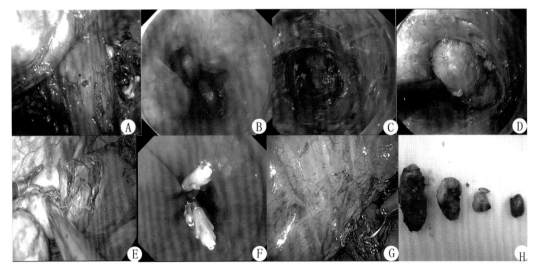

图 44-1　胸腔镜辅助下隧道内镜切除术

缝合食管肌层，在"隧道"内鼓气，观察胸腔内有无渗漏，创面止血后，退出"隧道"，用金属夹夹闭"窗口"黏膜缺损；⑥胃镜探查食管黏膜有无其他破损处，在食管腔内鼓气，观察胸腔内有无渗漏，胸腔镜间断缝合纵隔胸膜；⑦如术野无明显出血，胸腔内置胸引管 1 根，逐层关胸。术后给予禁食、抗感染、抑制胃酸分泌、补液等处理，术后第 3 天起进流质饮食，术后胸腔闭式引流 6 天，引流液量逐渐减少，清澈。

我们的治疗体会是：（1）胸腔镜游离食管后，要和胃镜一起探查食道，对于马蹄形的 SMT，避免胸腔镜和胃镜探查到的肿块不是同一分叶或同一个肿块。（2）此手术操作的关键是保持剥离 SMT 的手术区黏膜完整，故在建立隧道和内镜下游离肿瘤黏膜面时要特别仔细，可以反复注射注射液，在清晰的层次空间中直视下操作。（3）在内镜剥离的过程中，胸腔镜可以固定食管，或对向牵拉肿瘤，协助游离食管及肿瘤。（4）缝合食道固有肌层并金属夹夹闭黏膜缺损后，要检查食道黏膜是否完整：胸腔内胃镜探头端光线是否突然变得异常明亮以及胸腔内注水、胃镜充气后是否有气泡自手术区域溢出等。另外，对于决定手术治疗的病人，术前不建议活检或超声引导下穿刺，避免损伤黏膜面或造成黏膜与肿瘤的粘连；对于已经穿刺和活检的病人，建议 2 周后手术。

（姚礼庆　时　强　蔡世伦）

第四十五章　小常识

一、肛乳头肥大，会癌变吗

　　李女士，48 岁，大便后肛门口肿物脱出，偶有便血，肛门疼痛 2 年有余，多次就诊，拟为肛乳头肥大伴内痔，建议手术治疗。病人害怕手术后肛门口疼痛，不敢通过手术治疗，但又担心肛乳头肥大会癌变。结果经内镜微创治疗 2 天后，恢复正常工作，肛门口一点也不痛。病理报告为内痔伴肛乳头肥大。病人及家属这才松了口气。

　　日常生活中，我们常常把肛乳头肥大、痔疮和直肠息肉混为一谈。现在，教大家几招辨别它们！肛乳头肥大会癌变吗？

1. 何为肛乳头肥大

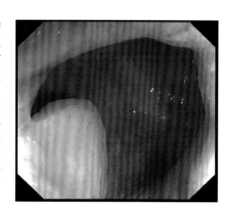

　　肛乳头肥大，又称肛乳头纤维瘤，是一种增生性炎症改变的疾病，是由慢性炎症长期刺激肛乳头而引起的。小的有如三角形或锥形，大的呈乳头形，表面白色，位于齿状线上，质硬，形小，不出血，无静脉曲张，与痔疮不难区别。其主要特征为随大便脱出肛外，有排便不尽感，或伴有分泌物、肛门瘙痒、疼痛等。一般以 30 ~ 40 岁女性多见。

2. 何为痔疮

　　痔疮是人体直肠末端黏膜下和肛管皮肤下静脉丛发生扩张和屈曲所形成的柔软静脉团，可分为内痔、外痔、混合痔。内痔以便血为主，外痔以肛门口痔块伴疼痛为主，一般不可回纳。

3. 何为直肠息肉

直肠息肉是肠黏膜表面向肠腔突出的一种良性隆起。直肠息肉一般包括炎性息肉、增生性息肉、腺瘤性息肉等。炎性息肉和增生性息肉为非肿瘤性息肉，很少会恶变；腺瘤性息肉中以管状腺瘤最多见，绒毛状腺瘤的恶变率最高。一般肛指检查即可鉴别。

4. 如何鉴别它们

患者排便时肛门肿物脱出及便血为主要表现，应与直肠息肉相鉴别。肛乳头肥大多为亚蒂，色泽苍白，质地中等，表面光滑不易出血。肛乳头与肛门后侧静脉曲张外痔位于同一位置，亦需与外痔和混合痔鉴别，其根部位于齿线处且质地较韧，颜色苍白，排便时偶有出血和肛门口疼痛。直肠息肉多数有蒂，色多暗红，质软易脆，表面较粗糙且易出血。

肛乳头肥大，过去常规手术治疗方法是扩肛后切除，术后肛门口有疼痛，而采用肠镜下电灼切除肛乳头肥大，具有术后恢复快，肛门口无疼痛等优点。另外，还可以通过以下方法：口服抗生素，如乙酰螺旋霉素、麦迪霉素等；局部外用抗生素软膏；保持大便通畅，每日可服缓泻剂；脱出肛门外的带蒂乳头，可以钳夹蒂部切除后以丝线结扎；热水坐浴或 1∶5 000 高锰酸钾溶液坐浴，从而达到治疗效果。

5. 肛乳头肥大会癌变吗

有研究表明，有少部分肛乳头肥大可发生轻至重度不典型增生，存在恶变趋向。但在临床中肛乳头肥大恶变者确实很罕见，建议一般肛乳头肥大者定期随访，对脱出肛门外并影响工作和生活的肛乳头肥大做切除。李女士因肛乳头肥大 2 年，每次大便肛乳头都会脱出肛门外，又怕癌变，所以肠镜下切除较为合适。

6. 如何预防肛乳头肥大

①避免吃一些刺激性食物，如辛辣食物；②改正不良的生活习惯，如喝酒、久坐；③保持肛门清洁，勤换内裤，坚持每日便后清洗肛门，这对预防感染有积极作用；④积极锻炼身体，增强体质，增进血液循环，加强局部的抗病能力，预防感染；⑤及时治疗可引起肛周脓肿的全身性疾病，如溃疡性结肠炎、肠结核等；⑥不要久坐湿地，以免肛门部受凉受湿，引起感染；⑦积极防治其他肛门疾病，如肛隐窝炎和肛乳头炎；⑧防止便秘和腹泻。

平时饮食需谨慎，最好是清淡易消化的食物，注意多饮水，多吃蔬菜和水果，如柚、柑、橘等。

（姚礼庆　李　剑）

二、肛门湿疹是癌吗

肛周湿疹指局限于肛门周围皮肤，少数可累及会阴部。奇痒难忍。常潮湿，皮肤浸润肥厚，可发生皲裂。任何年龄均可发病。

1. 发生肛门湿疹的原因

湿疹的发病原因很复杂，有内在因素与外在因素的相互作用，常是多方面的。外在因素如生活环境、气候条件等均可影响湿疹的发生。外在刺激如日光、紫外线、寒冷、炎热、干燥、多汗、搔抓、摩擦以及各种动物皮毛、植物、化学物质等，有些日常生活用品如香脂等化妆品、肥皂、人造纤维等均可诱发湿疹。某些食物也可使某些人湿疹加重。内在因子如慢性消化系统疾病、胃肠道功能障碍、精神紧张、失眠、过度疲劳等精神改变，以及感染病灶、新陈代谢障碍和内分泌功能失调等，均可引发或加重湿疹。

2. 肛门湿疹的临床表现

局限于肛门周围皮肤，少数可累及会阴部。奇痒难忍。常潮湿，皮肤浸润肥厚，可发生皲裂。急性期皮疹为多数密集的粟粒大的小丘疹、丘疱疹或小水疱，基底潮红。由于搔抓，皮损可呈明显点状渗出及小糜烂面，病变中心往往较重，而逐渐向周围蔓延，外周又有散在丘疹、丘疱疹，故境界不清。当合并有感染时，则炎症可更明显，并形成脓疱，脓液渗出或结黄绿色或污褐色痂，还可合并毛囊炎、疖、局部淋巴结炎等。

当急性湿疹炎症减轻之后，或急性期未及时适当处理，拖延时间较久而发生亚急性湿疹。皮损以小丘疹、鳞屑和结痂为主，仅有少数丘疱疹或小水疱及糜烂，也可有轻度浸润，自觉仍有剧烈瘙痒。

因急性、亚急性湿疹反复发作不愈演变而成慢性肛周湿疹，也可开始即呈现慢性炎症。患处皮肤浸润增厚，变成暗红色及色素沉着，表面粗糙，覆以少许糠秕样鳞屑，或因抓破而结痂，个别有不同程度的苔藓样变，具有局限性，边缘也较清楚，外周也可有丘疹、丘疱疹散在，当急性发作时可有明显渗液。自觉症状也有明显瘙痒，常呈阵发。因皮肤失去正常弹性加上活动较多，可产生皲裂而致皮损部有疼痛感。病程不定，易复发，经久不愈。

3. 肛门湿疹的治疗

（1）一般防治原则

①尽可能寻找病因，故需对患者的工作环境、生活习惯、饮食、嗜好及思想情绪等做深入了解，并对全身情况进行全面检查，了解有无慢性病灶及内脏器官疾病，以去除

可能的致病因素。

②避免各种外界刺激，如热水烫洗、暴力搔抓、过度洗拭以及其他对患者敏感的物质如皮毛制品等。

③避免易致敏和有刺激的食物，如鱼、虾、浓茶、咖啡、酒类等。

④对患者详细交代防护要点，指导用药，使其与医务人员配合，充分发挥患者的主观能动性。

（2）内用疗法

西药可选用抗组胺类药物以止痒。急性或亚急性泛发性湿疹时，可静脉滴注 5% 溴化钙、10% 葡萄糖酸钙或 10% 硫代硫酸钠溶液，每日 1 次，10 次为一疗程。对有广泛感染者配合应用有效的抗生素治疗。此外，维生素 B 族、维生素 C 以及调整神经功能的药物也有帮助。

糖皮质激素的口服或注射一般不宜使用，激素虽对消炎、止痒及减少渗出的作用较快，但停用后很快复发，长期应用易引起许多不良反应。

（3）外用疗法

原则与接触性皮炎的治疗相同。根据皮损情况选用适当剂型和药物。对小范围亚急性湿疹应用糖皮质激素霜剂，及配合焦油类制剂外用，效果较好。

（姚礼庆　武逸人）

三、为什么要做肛门指检

肛门指检（引）就是医生用一个手指头伸进患者的肛门，以检查疾病的一种简便易行却非常重要的临床检查方法。准确的肛门指检，大致可以确定距肛缘 7 ~ 10 cm 的肛门、直肠有无病变和病变的性质。

1. 肛门指检的方法

肛门指检可分为肛外指检和肛内指检两部分。

（1）肛外指检的方法是：戴好手套后，用食指触及肛门周围有无硬结、肿物和压痛，有无波动感，并检查肛外皮下有无瘘管、索条及走向等。

（2）肛内指检即肛门直肠指检，检查方法是：在戴好手套或指套后，在食指和肛门部位涂些润滑油，将食指伸入直肠内检查。

2.肛门指检价值

（1）首先要进行的是肛门括约肌和肛管直肠环的松紧度检查。肛管直肠环由内、外括约肌的上缘和耻骨直肠肌共同构成，围绕肛管与直肠的交界处，内、外括约肌呈环状，而耻骨直肠肌只在后面及两侧存在，故肛门指检时，在肛管后方及两侧触到，而在肛管前方不易触到，肛门括约肌和肛管直肠环正常时食指能顺利地伸入

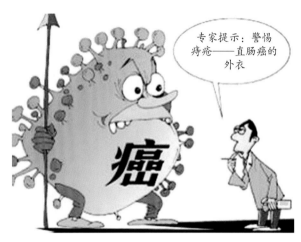

专家提示：警惕痔疮——直肠癌的外衣

肛门内，如果食指通过困难或不能通过说明肛门有不同程度的狭窄，而如果肛门括约肌过于松弛无力，可能就有肛门失禁了。

（2）检查肛管直肠前、后壁及其周围有无触痛、搏动、肿块，并应注意肿块的大小、硬度、活动性。对于位置较高的肿块，可在蹲位或截石位做肛门指诊。这两种体位可使肿瘤下移，可扪到较高部位的直肠癌。必要时可做直肠与腹部双合诊或直肠与阴道双合诊检查，对癌肿侵犯的范围可提供有价值的资料。

（3）在直肠前壁，男性可触到前列腺，女性可触及子宫颈，不应误认为是病理肿块。

（4）检查完毕手指抽出后，要看手指套上是否染有血迹或黏液，必要时应做涂片检查。

3.检查结果判断

（1）直肠癌。可以摸到肿块质地较硬，表面高低不平或呈菜花样，有脓液、坏死组织及暗红色的血液，并感觉肠腔狭窄，指套上也染有暗红色血液。

（2）直肠息肉。可触及质软且可推移的肿块，指套上常染血，色鲜红。

（3）内痔。是柔软的静脉团，不易触及，但如有血栓形成，可摸到光滑的硬结。

（4）肛瘘。可摸到索状物，有时在肛瘘内口可扪及小硬结。

（5）肛门直肠周围脓肿。如骨盆直肠间隙脓肿、直肠后间隙脓肿，在直肠内可摸到压痛性肿块，并可能伴有波动感。

（6）肛裂及感染。指检时剧烈触痛者多见于肛裂及感染。

应该指出的是，光凭肛门直肠指检，不一定能完全确诊肛管直肠癌。我国低位直肠癌的比例很高，大部分都能在直肠指检触到，但位置高的不一定触到。所以触不到的不

一定没有直肠癌，还要到有条件的医院做进一步的检查。

4.直肠指检的意义

直肠指检目前是直肠癌手术前一系列检查中最基本和最重要的检查方法，由于很多肛管直肠疾病仅凭直肠指检即可早期发现，因此，对40岁以上的成年人进行健康体检时，应把它列为常规检查。专家指出，80%的肠癌发生在直肠，其中有2/3发生在手指能够摸到的地方。肠癌大都是由良性的腺瘤恶变发展来的，腺瘤恶变大概需要5年以上的时间。因此如果每隔3~5年，做一次肛肠科的健康体检，对较早发现结肠癌意义很大。但是目前，我国主动自愿做肛肠体检的人非常少，在一些单位例行健康体检中很少有这方面的检查，大肠癌的筛检和预防工作仍然处于空白。

（蔡贤黎）

点评专家介绍

姚礼庆

教授，主任医师，博士研究生导师，复旦大学附属中山医院内镜中心主任，上海市消化内镜诊疗工程技术研究中心主任，复旦大学内镜诊疗研究所所长，中国医师协会内镜医师分会副主任委员，厦门大学附属第一医院内镜中心主任。2011年当选为中国医师协会内镜分会消化内镜专业委员会主任委员。中华医学会消化内镜学会委员、外科学组主任委员，上海市消化内镜学会主任委员，上海市胃食管静脉曲张研究会前主任委员，中华医学会全国医疗事故鉴定委员会委员，上海市医疗事故鉴定委员会委员。《中华胃肠外科杂志》、《中华消化内镜杂志》、《中国实用外科杂志》等医学杂志编委。发表论文200余篇，主编论著11部，参编论著20余部。国内最早开展吻合器治疗重度痔疮（PPH术）的专家。从事普外科和内镜工作30余年，经验丰富，擅长胃食管静脉曲张的内镜治疗、消化道狭窄的内镜下扩张和内支架治疗、内镜逆行胰胆管造影（ERCP）取石术、消化道息肉的内镜治疗、结直肠癌的外科手术和黏膜环形切除钉合术（PPH）等。系2014年上海市劳动模范。

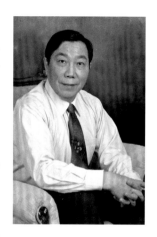

专家门诊时间：周二下午，复旦大学附属中山医院门诊14楼高级专家会诊中心。

陈进忠

医学硕士，厦门大学附属第一医院内镜中心常务副主任（执行主任），主任医师、副教授，中华医学会福建省消化内镜学分会委员，福建超声内镜学组副组长，海峡两岸医药卫生交

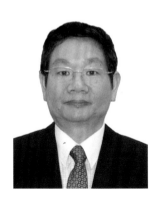

流协会肿瘤防治专家委员会委员，厦门市消化内镜学会常委兼秘书。

擅长消化道疾病的内镜和外科治疗。在福建省内较先开展消化道早癌和黏膜下肿瘤的 EMR、ESD 治疗，及内镜黏膜下挖除术（ESE）、消化道全层切除术（EFR）治疗黏膜下肿瘤和经口内镜下肌切开术（POEM）根治贲门失弛缓症等新技术。熟练掌握内镜微创技术（ERCP）治疗胆道胰腺疾病和超声内镜（EUS）诊断与介入治疗技术，并在厦门市率先开展胆管内超声（IDUS）技术，取得良好的效果。经黏膜隧道内镜切除肿瘤技术（STER）获 2014 年厦门市医学创新奖。

专家门诊时间：周二下午，厦门大学附属第一医院门诊 B 区 5 楼。

特需专家门诊时间：周四上午，厦门大学附属第一医院急诊综合大楼 4 层特需门诊部。

刘 明
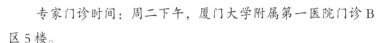

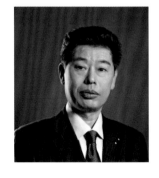

副教授，主任医师，德国图宾根大学医学博士，上海医科大学医学硕士。厦门大学附属第一医院消化内科主任，内镜中心副主任，厦门大学医学院硕士研究生导师，福建省医学会消化内镜学分会副主任委员，福建省消化内镜学分会食管胃静脉曲张内镜治疗学组组长，福建省医学会消化病学分会委员，厦门市消化内镜学分会常务委员，中国中西医结合学会消化专业委员会第一届内镜与肿瘤专家协作委员会委员，福建省中西医结合学会微创学分会委员，中国医疗保健国际促进会胃病专业委员会会员，厦门市医学会内科学分会委员。曾经留日及留德研修现代消化内镜诊疗技术 4 年。发表论文 33 篇，参编论著 3 部，获国家专利 5 项。目前正在开展内镜下阑尾炎治疗术的探索及编撰个人学术专著《现代消化内镜套扎术》。

从事临床工作 32 年，经验丰富。擅长现代消化内镜诊疗技术，如食管胃静脉曲张内镜治疗术、消化道支架置入术等。近几年来先后开展消化道黏膜切除术、黏膜下肿瘤挖除术、经口内镜下肌切开术治疗贲门失弛缓症、经隧道内镜肿瘤挖除术、胃壁全层切除术等现代内镜治疗技术。独立研发的国家专利产品"一次性使用气动式套扎器"已经完成临床验证试验，即将上市，可应用于多种消化道疾病快速、安全、高效的内镜下治疗，如食管静脉曲张出血、各类小息肉、黏膜早期癌、小动脉性出血等。

专家门诊时间：周二上午、周五下午，厦门大学附属第一医院门诊楼4层8诊室。

特需专家门诊时间：周一上午，厦门大学附属第一医院急诊综合大楼4层特需门诊部。

周平红

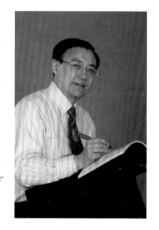

外科学博士，复旦大学附属中山医院内镜中心副主任，普外科主任医师，教授，博士研究生导师。中华医学会消化内镜学分会青年委员，中国医师协会内镜学分会理事，中国NOTES俱乐部成员，上海市中西医结合学会消化内镜学分会副主任委员，上海市消化内镜学会委员兼秘书，上海市消化内镜学会ESD学组组长，卫生部消化内镜培训基地评审专家，《中华消化内镜杂志》、《中华胃肠外科杂志》、《中华临床医学杂志》、《医学参考报——消化内镜频道》、*World Journal of Gastroenterology*、*World Journal of Gastrointestinal Endoscopy*编委，《中华外科杂志》编审专家，GIE、JGH等审稿专家。主编专著5部，发表医学论文近百篇，参与编写大型医学专著15部。承担上海科委课题3项、国际合作项目2项。

擅长消化道病变的内镜和外科治疗。在国内率先开展下消化道疾病的EUS诊断，NBI系统在下消化道检查中的应用研究，以及消化道早癌和黏膜下肿瘤的EMR、ESD治疗等工作，特别是首创内镜黏膜下挖除术（ESE）和消化道全层切除术（EFR）治疗黏膜下肿瘤新技术。2010年在国内率先开展经口内镜下肌切开术（POEM）根治贲门失弛缓症，取得良好的效果。

专家门诊时间：周二上午、周三上午，复旦大学附属中山医院高级专家门诊。

徐美东

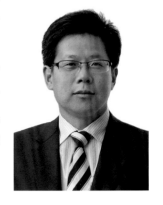

　　外科学博士，复旦大学附属中山医院普外科、内镜中心主任医师，副教授，博士生导师。中华消化内镜学会 ERCP 学组委员，中华消化内镜学会 NOTES 学组委员，上海市消化内镜学会胃食管静脉曲张专业委员会委员，上海市消化内镜学会 ERCP 学组委员，上海市中西医结合学会消化内镜专业委员会委员兼青年学组组长。曾作为访问学者分别于香港中文大学威尔士亲王医院和美国哈佛大学附属 Beth Israel Deaconess Medical Center 进修，学习内镜黏膜下剥离术（ESD）、ERCP 和超声内镜等各种消化内镜新技术。

　　目前主要从事消化道肿瘤的早期诊断与微创治疗研究，同时从事普外科胃肠道、胆胰系统疾病的临床外科和内镜诊疗工作。擅长于各种消化道疾病的内镜诊断与治疗，包括 EMR 和 ESD 治疗消化道癌前病变及早期癌、POEM 治疗贲门失弛缓症、ERCP 治疗胆胰系统疾病，内镜下扩张及支架治疗各种消化道良恶性狭窄、硬化剂及套扎治疗食管胃底静脉曲张等。在国际上率先开展了 STER（内镜经黏膜下隧道肿瘤切除术）治疗食管胃固有肌层来源的肿瘤等多项内镜新技术。共同主编《实用消化内镜手术学》等多部大型医学著作。

　　专家门诊时间：周一下午，复旦大学附属中山医院门诊 14楼特需专家门诊。

钟芸诗

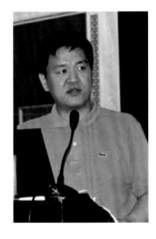

　　医学博士，复旦大学附属中山医院普外科、内镜中心副主任医师，硕士研究生导师。中华医学会消化内镜分会青年委员会委员，中华肿瘤学会青年委员会副主任委员，中国医师协会外科医师分会结直肠外科医师专业委员会委员，中国抗癌协会大肠癌专业委员会青年委员，中国抗癌协会癌转移专业委员会青年委员，上海市消化内镜学会青年委员，上海市消化内镜学会大肠镜学组副组长，复旦大学内镜诊疗研究所成员，复旦大学大肠癌诊治中心核心成员。中国青年科技工作者协会第五届会员代表大会会员，2011 年上海市卫生系统百名优秀青年人才，2012 年上海市科委启明星计划资助人才，2012 年复旦大学"卓学人才计划"重点培养对象，2013 年上海市人事局人才基金重点资助对象，2014 年上海市徐汇区领军人才。中华胃肠外科等杂志编委。在国内最早开展了急性结直肠梗阻的内镜引流术、腹腔镜和内镜联合治疗消化道肿瘤，累计完成内镜黏膜下剥离术治疗消化道早期癌和黏膜下肿瘤 3 000 余例、ERCP 3000 余例，贲门失弛缓症的经口内镜肌切开术（POEM）100 例、腹腔镜手术 100 余例。参编著作 6 部。

专家门诊时间：周四上午，复旦大学附属中山医院门诊 8 楼专家门诊。

附件

·诊治指南·

消化道黏膜病变内镜黏膜下剥离术治疗专家共识

内镜黏膜下剥离术专家协作组

内镜黏膜下剥离术（endoscopic submucosal dissection, ESD）是指利用各种电刀对大于 2 cm 的病变进行黏膜下剥离的内镜微创技术。这一技术可以实现较大病变的整块切除，并提供准确的病理诊断分期。随着内镜器械的不断发展，ESD 已成为消化道早癌及癌前病变的首选治疗方法。在我国，ESD 应用于临床始于 2006 年，经过 6 年的不懈努力，目前该技术已日益普及。由于 ESD 技术难度较大，各地开展水平参差不齐。因此，由上海复旦大学附属中山医院内镜中心牵头，于 2012 年 8 月 18 日在厦门，集合了我国 30 位相关领域的专家，遵照循证医学的原则，参考了大量国内外文献及专家们的经验，结合国内各地的实际情况，起草了我国《消化道黏膜病变 ESD 治疗专家共识》。本意见将随着 ESD 技术的发展不断更新完善。

一、疗效与风险

（一）疗效

疗效评估的 3 个定义[1]：（1）整块切除（en bloc resection）：病变在内镜下一次性被整块切除。（2）完整切除（complete resection/ R_0 resection）：整块切除标本在病理学水平达到水平切缘和垂直切缘均阴性。（3）治愈性切除（curative resection）：无或低淋巴结转移风险的完整切除。例如，胃部完整切除病变黏膜下浸润深度低于 500 μm 且无血管淋巴浸润者，为治愈性切除。

目前，对于胃早癌的疗效报道较多，ESD 治疗胃早癌可以达到较高的整块切除率（92%~97%）和完整切除率（73.6%~94.7%）[2]。5 年总生存率和 5 年疾病生存率分别为 96.2%~97.1%和 100%[3-4]。

对于早期食管癌疗效，相关文献有限。食管 ESD 的整块切除率为 90%~100%，完整切除率为 87.9%~97.4%[5-9]。对于病变局限在上皮或黏膜固有层的 5 年生存率为 100%，病变浸润深度超过黏膜固有层的为 85%[5]。

结合国内外单中心报道，综合分析 13 个治疗中心 2719 例患者的数据，结直肠 ESD 的整块切除率为 82.8%（61.0%~98.2%），治愈性切除率为 75.5%（58.0%~95.6%）[10]。其长期生存数据还有待进一步研究。

（二）治疗风险

ESD 治疗风险主要包括出血、穿孔与疼痛。出血是最常

见的并发症，其中以术中出血较为常见。以胃部为例，Gotoda 等[11]发现，ESD 术中出血以胃部上 1/3 的病变较常见；迟发性出血表现为术后 0~30 d 出现呕血或黑粪，主要与病变大小和部位有关。胃 ESD 穿孔率为 1.2%~9.7%[2]。即使是一个技术较成熟的治疗中心，胃 ESD 穿孔率一般也有 4%左右[11]。但这些穿孔可通过金属夹夹闭。胃 ESD 术后出血率为 0.6%~15.6%[2]。食管 ESD 的穿孔率为 0~6%，术后出血率几乎为 0[8]。食管 ESD 术后局部复发率为 0.9%~1.2%[5-6]。结直肠 ESD 的穿孔率为 4.7%（1.4%~8.2%），术后出血率为 1.5%（0.5%~9.5%），局部复发率为 1.2%（0~11%）[10]。ESD 术后的疼痛一般较轻微，通常患者可以忍受。ESD 并发症的发生与患者的病情、操作者的技术与经验以及设备器械条件等有关。一些与患者有关的因素将增加 ESD 的风险，如高龄、凝血功能异常、免疫抑制、肝肾功能严重受损以及其他心肺合并症等。

术者应慎重权衡患者的利益与潜在风险，严格掌握操作适应证，采取必要的防范措施，最大限度地降低风险。

二、条件与准入

1. 开展 ESD 应具备的医疗设备条件：ESD 应该限于二级甲等以上有合法资质的医疗单位开展，医院应设有消化内科、普通外科、胸外科、麻醉科和重症监护室以及设施齐备的内镜室。因 ESD 的工作需要多学科相互协同完成，建议建立多学科合作研讨机制。

开展 ESD 工作的单位应保持相当规模（大于 5000 例次/年）的内镜诊疗工作量，建议年平均完成 ESD 的例数不少于 100 例次。开展例数过少不利于技术水平的提高和工作经验的积累，操作风险也相应增加。

实施 ESD 的操作室应设施完备。操作室内应配备有麻醉呼吸机、心电、血压、脉搏以及氧饱和度的监测设备，有供氧与吸引装置，并备有规定的急救药品和抢救器材。

开展 ESD 最基本的设备包括：胃肠镜、切开刀、黏膜下注射液、注射针、透明帽、内镜专用的高频电发生器、金属夹和止血钳等。所有器械应符合相关的消毒灭菌要求，一次性物品应按有关规定处理，常用易损的器械应有备品。

2. 开展 ESD 应具备的人员资格：ESD 需要有合法资质的医生、助手及护士团队协同完成，团队中应有高级技术职务的医生，须由高年资主治医师职称以上、经过正规培训的人员主持工作。建议根据 ESD 操作的难易程度，实施分级操作。术者应熟练掌握各种术前诊断方法，如染色、放大、超声内镜（endoscopic ultrasound, EUS）等技术。并能熟练掌握内镜黏膜切除术（endoscopic mucosal resection, EMR）与内镜分片黏膜切除术（endoscopic piecemeal mucosal resection,

DOI：10.3760/cma.j.issn.1671-0274.2012.10.028

基金项目：上海市内镜诊疗工程技术研究中心（11DZ2280400）；上海市科委重大课题（10411955900,10411969600,11411950500）

通信作者：姚礼庆，Email：zhou1968@yahoo.cn

1084 中华胃肠外科杂志 2012 年 10 月第 15 卷第 10 期 Chin J Gastrointest Surg, October 2012, Vol.15, No.10

EPMR)。

ESD 的主要操作者及其助手必须接受过规范化的专业技术培训。

胃 ESD 的操作人员培训一般要经过以下 4 个阶段：(1)学习胃 ESD 相关知识；(2)现场观摩；(3)动物实验；(4)正式操作。正式操作时，一般从简单病变入手，即位于胃部下 1/3、较小和无溃疡的病变。需在上级医师指导下完成至少 30 例胃 ESD 后，方可独立操作[12]。

结直肠 ESD 操作因其难度高、风险大，需要更严格的培训。操作者在接受结直肠 ESD 训练前，首先应达到如下要求：(1)能熟练完成结肠镜检查（大于 1000 例）；(2)能运用染色或放大内镜判断病变的范围和深度；(3)至少完成 30 例胃 ESD 手术。结直肠 ESD 培训需经以下几个阶段：(1)学习结直肠 ESD 相关知识；(2)至少观摩 10 例结直肠 ESD；(3)至少协助 10 例结直肠 ESD 操作；(4)行 ESD 术前诊断性检查（染色或放大）；(5)正式操作。正式操作时，从下段直肠病变入手。需在上级医师指导下完成至少 30 例结直肠 ESD 后，方可独立操作[13]。

食管 ESD 因其操作空间小、且受食管蠕动和心脏搏动的影响，难度较高，需在熟练掌握胃和结直肠 ESD 后开展。其培训阶段基本同结直肠 ESD。

三、ESD 适应证

（一）早期食管癌及癌前病变

1. 相关术语定义：早期食管癌定义：指病变局限于黏膜及黏膜下层，无论有无淋巴结转移。病变仅局限于黏膜层的上皮层，未破坏基底膜的，为 m_1 期；病变浸润基膜膜，侵入黏膜固有层，为 m_2 期；病变浸润黏膜肌层，为 m_3 期；癌变浸润黏膜下层的上 1/3 层、中 1/3 层和深 1/3 层，相应分期为 sm_1,sm_2 和 sm_3。

食管癌前病变定义：指业已证实与食管癌发生密切相关的病理变化，主要包括鳞状上皮不典型增生等。

2. ESD 适应证[8,14-15]：(1)大于 15 mm 的食管高级别上皮内瘤变；(2)早期食管癌：结合染色、放大和 EUS 等检查，确定病变的范围和浸润深度，局限于 m_1、m_2、m_3 或 sm_1 且临床没有血管和淋巴管侵犯证据的高-中分化鳞癌；(3)伴有不典型增生和癌变的 Barrett 食管；(4)姑息性治疗：侵犯深度超过 sm_1、低分化食管癌和心肺功能较差而不能耐受手术的高龄患者或拒绝手术者，需结合术后放疗。

（二）早期胃癌及癌前病变

1. 相关术语定义[1]：早期胃癌定义：指病变局限于黏膜及黏膜下层的胃癌，而不论其大小及是否有淋巴结转移。

胃癌前病变定义：指业已证实与胃癌发生密切相关的病理变化，主要包括胃黏膜上皮内瘤变、肠化生等。

2. 早期胃癌的分型：隆起型（0~Ⅰ型）、表浅病变型（0~Ⅱ型）和凹陷型（0~Ⅲ型）。0~Ⅱ型可分为 3 种亚型，即表浅隆起型（0~Ⅱa）、平坦型（0~Ⅱb）和表浅凹陷型（0~Ⅱc）。

3. ESD 适应证[1,3]：(1)不论病灶大小，无合并溃疡存在的分化型黏膜内癌；(2)肿瘤直径小于或等于 30 mm，合并

溃疡存在的分化型黏膜内癌；(3) 肿瘤直径小于或等于 30 mm，无合并溃疡存在的分化型 sm_1 黏膜下癌；(4)肿瘤直径小于或等于 20 mm，无合并溃疡存在的未分化型黏膜内癌；(5)大于 20 mm 的胃黏膜上皮内高级别瘤变；(6)EMR 术后复发或再次行 EMR 困难的黏膜病变；(7)高龄、或有手术禁忌证、或疑有淋巴结转移的黏膜下癌，拒绝手术者可视为 ESD 相对适应证。

（三）早期结直肠癌及癌前病变

1. 相关术语定义[16]：早期结直肠癌定义：指病变局限于黏膜及黏膜下层的结直肠癌，而不论其大小及是否有淋巴结转移。

结直肠癌前病变定义：指业已证实与结直肠癌发生密切相关的病理变化，包括腺瘤、腺瘤病和与炎性肠病相关的异型增生及畸变隐窝灶（aberrant crypt foci，ACF）伴异型增生等。

2. 结直肠黏膜的腺管开口分型（pit-pattern 分型）：分为 5 型。Ⅰ型：正常黏膜；Ⅱ型：炎性病变或增生性息肉；Ⅲs 型：Ⅱc 型结直肠癌；Ⅲ1 型：管状腺瘤；Ⅳ型：绒毛状腺瘤；Ⅴ型：癌。

3. ESD 适应证[17]：(1)无法通过 EMR 实现整块切除的、大于 20 mm 的腺瘤和结直肠早癌。术前需通过抬举征、放大内镜或 EUS 评估是否可切除；(2)抬举征阴性（non-lifting sign positive）的腺瘤和早期结直肠癌；(3)大于 10 mm 的 EMR 残留或复发病变，再次 EMR 切除困难的病变；(4)反复活检仍不能证实为癌的低位直肠病变。

四、ESD 禁忌证

有严重的心肺疾病、血液病、凝血功能障碍以及服用抗凝剂的患者，在凝血功能未纠正前严禁行 ESD。病变浸润深度超过 sm_1 为 ESD 的相对禁忌证。

五、术前准备

1. 知情同意：实施 ESD 前，术者应向患者及家属详细讲解 ESD 操作过程和可能的结果以及存在的风险，并签署知情同意书。知情同意书应明确表述 ESD 可能发生的并发症及其后果。对于拟行 ESD 的消化道早癌患者，应在术前告知患者术后可能存在复发或转移的风险，追加外科手术等其他治疗的可能。

2. 患者准备：术前必须行凝血功能检查，包括血小板计数、凝血酶原时间（PT）或国际标准化比值（INR）等，指标异常可能增加 ESD 术后出血的风险，应予以纠正后实施 ESD。对服用抗凝药的患者，需心内科医生评估原发病高危或低危风险，并酌情停药[18-19]。

3. 麻醉与监护：ESD 手术耗时相对较长，清醒状态下患者难以耐受，特别是上消化道手术过程中分泌物以及胃腔内血性液体、染色剂等易造成患者呛咳、误吸或窒息等，一般在全身麻醉和气管插管状态下进行 ESD 较为安全。术前应对患者的病情及全身状况做全面评估，结合患者情况决定采用麻醉方式。对不具备以上麻醉要求的单位，不主张开展 ESD。建议上消化道 ESD 采用气管插管和全身麻醉，下消

中华胃肠外科杂志 2012 年 10 月第 15 卷第 10 期　Chin J Gastrointest Surg, October 2012, Vol.15, No.10

化道 ESD 采用静脉麻醉。

六、操作过程[20-21]

1. 确定病变范围和深度：首先进行常规内镜检查，了解病灶的部位、大小和形态，结合染色和放大内镜检查，确定病灶的范围、性质和浸润深度。

2. 标记（marking）：确定病变范围后，距病灶边缘 3~5 mm 处进行电凝标记。对于上消化道病变，常规进行标记；对于界限清楚的下消化道病灶，可不标记。

3. 黏膜下注射（submucosal injection）：注射液体有生理盐水（含少量肾上腺素和靛胭脂，肾上腺素浓度约为 0.005‰）、甘油果糖和透明质酸钠等。于病灶边缘标记点外侧进行多点黏膜下注射，将病灶抬起，与肌层分离，有利于 ESD 完整地切除病灶，而不容易损伤固有肌层，减少穿孔和出血等并发症的发生。

4. 切开（incision）：沿标记点或标记点外侧缘切开病变周围部分黏膜，再深入切开处黏膜下层切开周围全部黏膜。首先切开的部位一般为病变的远侧端，如切除困难可使用翻转内镜的方法。切开过程中一旦发生出血，冲洗创面明确出血点后电凝止血。

5. 黏膜下剥离（submucosal dissection）：在进行剥离前，要判断病灶的抬举情况。随着时间的延长，黏膜下注射的液体会被逐渐吸收，必要时反复进行黏膜下注射。术中反复黏膜下注射可以维持病灶的充分抬举，按照病灶具体情况选择合适的治疗内镜和附件。如在剥离过程中，肿瘤暴露始终很困难，视野不清，可利用透明帽推开黏膜下层结缔组织，以便更好地显露剥离视野。

根据不同的病变部位和术者的操作习惯，选择不同的刀具进行黏膜下剥离。剥离中可以通过拉镜或旋镜沿病变基底切线方向进行剥离。还可以根据不同需要改变体位，利用重力影响，使病变组织受到自重牵引垂挂，改善 ESD 的操作视野，便于切开和剥离。

6. 创面处理（wound management）：病变剥离后，创面上所有可见血管进行预防性止血处理，可能发生渗血部位以止血钳、氩离子血浆凝固术（argon plasma coagulation, APC）等治疗，必要时金属夹夹闭。对于局部剥离较深或肌层有裂隙者，应行金属夹夹闭。

7. 术中并发症的处理：术中出血可使用各种切开刀、止血钳或金属夹等治疗，剥离过程中对发现裸露的血管进行预防性止血，预防出血比止血更重要。对较小黏膜下层血管，可用各种切开刀或 APC 直接电凝；对于较粗的血管，用止血钳钳夹后电凝。黏膜剥离过程中一旦发生出血，可用冰生理盐水（含去甲肾上腺素）冲洗创面，明确出血点后可用 APC 电凝止血，但 APC 对动脉性出血往往无效。上述止血方法如不能成功止血，可采用金属夹夹闭出血点，但往往影响后续的黏膜下剥离操作。

术中一旦发生穿孔，可用金属夹缝合裂口后继续剥离病变，也可先行剥离再缝合裂口。由于 ESD 操作时间较长，消化道内积聚大量气体，压力较高，有时较小的肌层裂伤也会造成穿孔。因此，ESD 过程中必须时刻注意抽吸消化道腔内气体。

七、术后处理

1. 操作报告：操作完毕后，术者应及时书写操作报告，详细描述治疗过程中的发现，全面叙述所采取的治疗方法、步骤及其初步结果；如有必要，还需要介绍操作中出现的异常情况，可能发生的并发症及其处理建议。操作者应及时为经治医生提供完整的书面报告，医疗文书应按规定存档管理。

2. 复苏与观察：采用深度镇静或麻醉的患者应按规定予以复苏，建议在专设的复苏区由专人照看，密切监察生命体征，直至患者意识清醒。患者转出前应交代相应注意事项。

3. 并发症的防治：操作后第 1 个 24 h 是并发症最易发生的时段，应密切观察症状及体征变化，手术当日应禁食和静脉补液，以后根据病情逐步恢复饮食；上消化道患者可给予质子泵抑制剂（proton pump inhibitors, PPI）；如有不明原因的胸痛或腹痛，应及时行胸、腹部透视和超声或 CT 检查；怀疑创面出血，建议尽早内镜介入，寻找出血部位并给予止血处理；术中并发穿孔时，吸净消化管腔内的气体和液体，内镜下及时闭合穿孔，术后胃肠减压，予以禁食和抗炎等治疗，严密观察胸、腹部体征；保守治疗无效者（一般情况变差、体温升高、腹痛程度加剧或范围扩大等），应立即予以外科手术治疗（建议有条件者，行腹腔镜探查修补穿孔）。

4. 术后抗生素与止血药的应用：ESD 术后应用抗生素的目的主要在于预防手术创面周围的纵隔、后腹膜或游离腹腔的感染及术后可能发生的全身性感染，特别是手术范围过大、操作时间较长、反复进行黏膜下注射导致周围炎性水肿者，或可能并发消化道穿孔者。对于术前评估 ESD 范围大、操作时间长和可能引起消化道穿孔者，特别是结直肠病变的 ESD，可以考虑预防性使用抗生素。药物的选择参照卫生部抗生素使用原则，上消化道 ESD 选用第一、二代头孢菌素，结直肠 ESD 选用第二代头孢菌素或头孢曲松或头孢噻肟，可加用甲硝唑。术后用药总时间不应超过 72 h。对有穿孔、大量出血、高龄患者及免疫缺陷人群，可酌情延长用药时间。ESD 术后可酌情使用止血药物。

八、ESD 切除标本的评价

为提高病理学诊断的准确性，将标本浸泡于甲醛前须展平、染色、测量大小和拍照，并用细针固定标本的四周。以 2 mm 间隔连续平行切片，然后对完整切除的标本进行详尽的病理学检查。切除标本的病理学报告须描述肿瘤的大体形态、部位、大小、组织学类型、浸润深度及切缘，是否有淋巴管和血管受累等。

九、术后随访

癌前病变在行 ESD 后按以下时间节点行内镜随访：术后第 1 年及第 2 年各行内镜检查 1 次，以后每 3 年 1 次连续随访；早癌内镜治疗后，术后 3、6、12 个月定期内镜随访，并行肿瘤指标和相关影像学检查。无残留或复发者以后每

1086 中华胃肠外科杂志 2012 年 10 月第 15 卷第 10 期 Chin J Gastrointest Surg, October 2012, Vol.15, No.10

年 1 次连续随访,有残留或复发者视情况继续行内镜下治疗或追加外科手术切除,每 3 个月随访 1 次,病变完全清除后每年 1 次连续随访。

附:参与制定本共识意见专家(以姓氏汉语拼音排序):卜建红(中华胃肠外科杂志);蔡明琰(复旦大学附属中山医院内镜中心);陈丰霖(福建医科大学附属协和医院消化内科);陈进忠(厦门大学附属第一医院消化内科);陈幼祥(南昌大学第一附属医院消化内科);樊超强(第三军医大学附属新桥医院消化内科);范志宁(南京医科大学第二附属医院消化内镜中心);龚伟(广州南方医院消化内科);韩树堂(江苏省中医院消化内科);贾欣永(山东省千佛山医院消化内科);栗华(厦门大学附属第一医院消化内科);李全林(复旦大学附属中山医院内镜中心);李青泰(台湾义大医院胃肠肝胆科);李锐(苏州第一人民医院消化内科);梁玮(福建省立医院消化内镜中心);刘建强(中国人民解放军福州总医院消化内科);刘梅(华中科技大学同济医学院附属同济医院消化内科);刘明(厦门大学附属第一医院消化内科);刘志国(第四军医大学西京医院消化内科);卢雪峰(山东大学齐鲁医院消化内科);彭春燕(南昌大学第一附属医院消化内科);盛建文(江西省宜春县人民医院消化内科);唐涌进(中华消化内镜杂志);王拥军(北京友谊医院消化内科);徐美东(复旦大学附属中山医院内镜中心);姚礼庆(复旦大学附属中山医院内镜中心);叶丽萍(浙江台州医院消化内科);詹丽英(中国人民解放军第 184 医院消化内科);张鸣清(中国人民解放军第 175 医院消化内科);周平红(复旦大学附属中山医院内镜中心);周旋光(莆田市第一医院消化内科)

参 考 文 献

[1] Japanese gastric cancer treatment guidelines 2010 (ver. 3). Gastric Cancer, 2011,14:113-123.

[2] Cho KB, Jeon WJ, Kim JJ. Worldwide experiences of endoscopic submucosal dissection: not just Eastern acrobatics. World J Gastroenterol, 2011,17:2611-2617.

[3] Isomoto H, Shikuwa S, Yamaguchi N, et al. Endoscopic submucosal dissection for early gastric cancer: a large-scale feasibility study. Gut, 2009,58:331-336.

[4] Goto O, Fujishiro M, Kodashima S, et al. Outcomes of endoscopic submucosal dissection for early gastric cancer with special reference to validation for curability criteria. Endoscopy, 2009,41:118-122.

[5] Ono S, Fujishiro M, Niimi K, et al. Long-term outcomes of endoscopic submucosal dissection for superficial esophageal squamous cell neoplasms. Gastrointest Endosc, 2009,70:860-866.

[6] Takahashi H, Arimura Y, Masao H, et al. Endoscopic submucosal dissection is superior to conventional endoscopic resection as a curative treatment for early squamous cell carcinoma of the esophagus (with video). Gastrointest Endosc,

[7] Ishihara R, Iishi H, Uedo N, et al. Comparison of EMR and endoscopic submucosal dissection for en bloc resection of early esophageal cancers in Japan. Gastrointest Endosc, 2008,68:1066-1072.

[8] Ono S, Fujishiro M, Koike K. Endoscopic submucosal dissection for superficial esophageal neoplasms. World J Gastrointest Endosc, 2012,4:162-166.

[9] Repici A, Hassan C, Carlino A, et al. Endoscopic submucosal dissection in patients with early esophageal squamous cell carcinoma: results from a prospective Western series. Gastrointest Endosc, 2010,71:715-721.

[10] Tanaka S, Terasaki M, Kanao H, et al. Current status and future perspectives of endoscopic submucosal dissection for colorectal tumors. Dig Endosc, 2012,24(Suppl 1):73-79.

[11] Gotoda T. Endoscopic resection of early gastric cancer. Gastric Cancer, 2007,10:1-11.

[12] Oda I, Odagaki T, Suzuki H, et al. Learning curve for endoscopic submucosal dissection of early gastric cancer based on trainee experience. Dig Endosc, 2012,24(Suppl 1):129-132.

[13] Ohata K, Ito T, Chiba H, et al. Effective training system in colorectal endoscopic submucosal dissection. Dig Endosc, 2012,24(Suppl 1):84-89.

[14] Fujishiro M. Perspective on the practical indications of endoscopic submucosal dissection of gastrointestinal neoplasms. World J Gastroenterol, 2008,14:4289-4295.

[15] 姚礼庆,周平红.内镜黏膜下剥离术.上海:复旦大学出版社,2009:162.

[16] 中华医学会消化内镜学分会肠道学组.中国早期大肠癌内镜诊治共识意见.中华消化内镜杂志,2008,25:617-620.

[17] Takeuchi Y, Ohta T, Matsui F, et al. Indication, strategy and outcomes of endoscopic submucosal dissection for colorectal neoplasm. Dig Endosc, 2012,24(Suppl 1):100-104.

[18] Veitch AM, Baglin TP, Gershlick AH, et al. Guidelines for the management of anticoagulant and antiplatelet therapy in patients undergoing endoscopic procedures. Gut, 2008,57:1322-1329.

[19] Cho SJ, Choi IJ, Kim CG, et al. Aspirin use and bleeding risk after endoscopic submucosal dissection in patients with gastric neoplasms. Endoscopy, 2012,44:114-121.

[20] 姚礼庆,周平红.内镜黏膜下剥离术.上海:复旦大学出版社,2009:142-150.

[21] 周平红,姚礼庆.消化内镜切除术.上海:复旦大学出版社,2012:242-303.

(周平红 蔡明琰 姚礼庆整理)
(收稿日期:2012-09-10)

195

·诊治指南·

经口内镜下肌切开术治疗贲门失弛缓症专家共识

内镜治疗专家协作组

　　贲门失弛缓症(esophageal achalasia)又称贲门痉挛或巨食管,是由于食管胃交界部(esophagogastric junction, EGJ)神经肌肉功能障碍所致的功能性疾病。其主要特征是食管缺乏蠕动,食管下端括约肌(lower esophageal sphincter, LES)高压和对吞咽动作的松弛反应减弱。临床表现为吞咽困难、胸骨后疼痛、食物反流以及因食物反流误吸入气管所致咳嗽、肺部感染等症状[1]。贲门失弛缓症在我国缺乏流行病学资料,该病在欧美等西方国家的发生率每年约为 1/10 万,男女发病比例为 1.00:1.15。病因迄今不明,一般认为是神经肌肉功能障碍所致,发病与食管肌层内 Auerbach 神经节细胞变性、减少或缺乏以及副交感神经分布缺陷有关,神经节细胞退变的同时,常伴有淋巴细胞浸润的炎性表现;病因也可能与感染、免疫等因素有关[2]。治疗目的在于降低食管下括约肌压力,使食管下段松弛,从而解除功能性梗阻,食物顺利进入胃内。治疗方式主要包括药物治疗、内镜治疗及手术治疗 3 方面。

　　经口内镜下肌切开术 (peroral endoscopic myotomy, POEM)是一种通过隧道内镜技术进行肌切开的内镜微创新技术,2008 年首次应用于贲门失弛缓症临床治疗[3-5]。我国起步于 2010 年,经过两年的迅速发展,目前已成为开展 POEM 手术治疗最多的国家[6-8]。为规范 POEM 的操作,为各级医院提供一个适合我国国情的初步规范,由上海复旦大学附属中山医院内镜中心牵头,于 2012 年 8 月 18 日在厦门,集合了我国 31 位相关领域的专家,遵照循证医学的原则,参考了大量现有的国内外文献及专家经验,起草了我国 POEM 手术治疗贲门失弛缓症专家共识意见。由于目前国内外可供参考的高质量循证医学证据十分有限,远不足以形成一个有充足证据支持的规范性文件或指南,该意见将随着 POEM 技术的发展和远期疗效的随访观察而不断更新完善。

　　一、贲门失弛缓症的诊断

　　1. 临床症状:吞咽困难、反流、胸骨后疼痛和体质量减轻是贲门失弛缓症的四大主要症状。推荐采用 Eckardt 评分系统用于贲门失弛缓症患者的诊断和分级[9-10]。

　　吞咽困难是本病最常见和最早出现的症状,占 80%~95% 以上;病初时有时无、时轻时重,后期则转为持续性。

　　DOI:10.3760/cma.j.issn.1671-0274.2012.11.026
　　基金项目:上海市内镜诊疗工程技术研究中心(11DZ2280400);上海市科委重大课题(10411955900,10411969600,11411950500)
　　通信作者:周平红,Email:zhou1968@yahoo.cn

食物反流和呕吐发生率可高达 90%。呕吐多在进食后 20~30 min 内发生,可将前一餐或隔夜食物呕出。在并发食管炎或食管溃疡时,反流物可含有血液。患者可因食物反流、误吸而引起反复发作的肺炎和气管炎甚至支气管扩张、肺脓肿或呼吸衰竭。40%~90% 的患者有疼痛的症状,疼痛部位多在胸骨后及中上腹。体质量减轻与吞咽困难影响食物的摄取有关。病程长久者体质量减轻、营养不良和维生素缺乏等表现明显,极少数呈恶病质表现。疾病后期,极度扩张的食管可压迫胸腔内器官而产生干咳、气急、紫绀和声音嘶哑等。

　　2. 影像学检查:上消化道钡餐 X 线造影检查见不同程度的食管扩张,食管蠕动减弱,食管末端狭窄呈"鸟嘴"状,狭窄部黏膜光滑,是贲门失弛缓症患者的典型表现。Henderson 等将食管扩张分为 3 级:Ⅰ级(轻度),食管直径小于 4 cm;Ⅱ级(中度),直径 4~6 cm;Ⅲ级(重度),直径大于 6 cm,甚至弯曲呈 S 形(乙状结肠型)。实时吞钡检查尚可定量评估食管排空能力,是一种简单而易于重复的疗效评价工具。

　　CT、MRI 及 EUS 等其他影像学检查可作为上消化道钡餐的补充,用于排除炎性或肿瘤等器质性疾病导致的假性失弛缓症。

　　3. 食管动力学检测:食管测压仍是诊断贲门失弛缓症的金标准,通常表现为食管平滑肌蠕动消失,LES 松弛不全以及往往存在的 LES 压力显著增高。依据高分辨率食管测压(high-resolution manometry, HRM)结果,贲门失弛缓症可分为 3 型:Ⅰ型为经典的失弛缓症,表现为食管蠕动显著减弱而食管内压不高;Ⅱ型表现为食管蠕动消失以及全食管压力明显升高;Ⅲ型表现为造成管腔梗阻的食管痉挛(lumen-obliterating esophageal spasm)[11]。该分型可用于手术疗效的判断,Ⅱ型患者疗效最好,而Ⅲ型患者对手术治疗反应最差。

　　4. 胃镜检查:胃镜检查可排除器质性狭窄或肿瘤。内镜下贲门失弛缓症表现特点有:(1)食管内残留有中到大量的积食,多呈半流质状态覆盖管壁,且黏膜水肿增厚致使失去正常食管黏膜色泽;(2)食管体部扩张,并有不同程度扭曲变形;(3)管壁可呈节段性收缩环,似憩室膨出;(4)贲门狭窄程度不等,直至完全闭锁不能通过。应注意的是,早期贲门失弛缓症内镜下可无明显异常表现,有时镜身通过贲门阻力感并不甚明显。

　　二、手术指征

　　1. 适应证:确诊为贲门失弛缓症并影响生活质量者均

可进行 POEM 手术[12]。食管明显扩张,甚至呈 S 形或 U 形的患者,既往外科 Heller 和 POEM 手术失败或症状复发者,术前曾接受过其他治疗者(如球囊扩张、肉毒素注射和支架治疗等),可进行 POEM 手术,但手术难度可能较高。

2. 禁忌证:合并严重凝血功能障碍、严重心肺等器质性疾病等无法耐受手术者,以及食管黏膜下层严重纤维化而无法成功建立黏膜下隧道者为 POEM 手术的禁忌证。食管下段或 EGJ 明显炎症或巨大溃疡者,作为 POEM 手术的相对禁忌证。

三、条件与准入

1. 开展 POEM 应具备的医疗设备条件:POEM 应该限于在有合法资质的医疗单位中开展。使用的最基本设备包括:带附送水钳道内镜;CO_2 灌注装置;透明帽、切开刀、注射针、热活检钳和金属夹等;内镜专用的高频电发生器。所有器械应符合相关消毒灭菌要求,一次性物品应按有关规定处理,常用易损的器械应有备用品。

2. 开展 POEM 应具备的人员资格:POEM 需由有合法资质的医生、助手及护士团队协同完成,团队中应有高级技术职务的医生,须由高年资主治医师以上、经过正规培训的人员主持工作。

POEM 的主要操作者应该接受过规范化的专业技术培训,具有从事内镜切除手术(内镜黏膜下剥离术,endoscopic submucosal dissection,ESD 等)的经验,完成不少于 30 例食管病变 ESD 治疗,有一定处理手术并发症如出血、穿孔的经验。建议初期在有经验医生指导下完成一定数量的病例后再独立操作;建议从病程短、未接受过其他治疗的简单病例开始,累积一定数量后,再逐步过渡到乙状结肠型以及术后复发等复杂病例的治疗。

四、术前准备

1. 病情评估:通过病程、症状评分、既往治疗情况及多种术前检查,完成患者的信息登记表,明确贲门失弛缓症的诊断及分级,评估手术的难度及预期效果。严重肺部感染病史者术前行肺功能检查。

2. 知情同意:术前签署知情同意书,并告知可能获得的益处和风险。

3. 患者准备:术前流质饮食 2 d。手术当天行内镜检查,确认食管内无内容物潴留,为手术提供良好的视野,并预防麻醉过程中的反流误吸。

五、手术操作方法及要点

1. 麻醉及体位:所有患者均行气管插管全身麻醉,仰卧位或左侧卧位,术前预防性静脉应用抗生素。抗生素的选择参照卫生部抗生素使用原则,可选用第一、二代头孢菌素。

2. 食管黏膜层切开:胃镜前端附加透明帽,确定 EGJ 距门齿距离。常规于 EGJ 上方 10 cm 处,行食管壁黏膜下注射,注射液为靛胭脂、肾上腺素和生理盐水的混合液。纵形切开黏膜层 1.5~2.0 cm 显露黏膜下层。

3. 分离黏膜下层,建立黏膜下"隧道":沿食管黏膜下层自上而下分离,建立黏膜下"隧道"直至 EGJ 下方 2~3 cm。

操作时尽量靠近肌层进行黏膜下层分离,分离中反复进行黏膜下注射,避免损伤黏膜层。分离中镜身退出黏膜下"隧道",进入胃腔,倒镜观察胃黏膜颜色改变,可判断分离止点与 EGJ 的距离。对于乙状结肠型食管,可通过内镜前端附加的透明帽展平食管壁,但往往较为困难。

在黏膜下层建立"隧道"过程中,对 EGJ 的判断可根据以下几点:(1)根据进镜深度判断;(2)根据进镜阻力判断,当镜身接近 EGJ 时可以感到阻力增加,而通过后到达胃黏膜下层时阻力则突然消失;(3)根据贲门处黏膜下栅栏状粗大平行血管判断;(4)根据黏膜下层内血管分布判断,食管黏膜下层血管较少,而胃黏膜下层血管明显增多呈蛛网状[3,6]。

4. 肌切开:完全、有效、足够长度的肌切开是保证 POEM 疗效的关键。胃镜直视下从"隧道"入口下方 2 cm 处开始,从上而下、由浅入深纵形切开环形肌束至 EGJ 下方 2 cm 以上。对于创面出血点随时电凝止血,肌切开完成后确认胃镜通过贲门无阻力。为保证手术疗效,肌切开长度常规为 8~10 cm,尤其是 EGJ 下方至少应超过 2 cm;对于以胸痛和食管痉挛为主要表现的Ⅲ型贲门失弛缓症患者,肌切开范围应包括所有异常收缩导致的狭窄环,具体切开长度可通过内镜或测压判断[12]。对于 Heller 术后患者,肌切开部位常规选择原手术区对侧,以避免既往手术瘢痕粘连的影响。依据复旦大学附属中山医院内镜中心 500 余例 POEM 手术经验,连同纵行肌在内的全层肌切开可明显缩短手术时间,同时并未增加手术相关并发症。因此,为保证长期疗效,对于症状严重患者,推荐进行全层切开,尤其是 EGJ 上下 5 cm 范围的全层切开。

5. 金属夹关闭黏膜层切口:将黏膜下"隧道"内和食管胃腔内气液体吸尽,冲洗创面并电凝创面出血点和小血管;多枚金属夹对缝黏膜层切口。

六、术中并发症的处理[13-14]

1. 黏膜层损伤:对于手术过程中出现的黏膜层损伤甚至穿孔,特别是贲门部位,可在肌切开完成后于食管腔内采用金属夹夹闭,必要时胃镜监视下放置胃肠减压管。

2. 术中气肿、气胸和气腹:术中皮下(表现为面部、颈部、胸壁和阴囊等气肿)和纵隔气肿(胃镜可发现会厌部肿胀)常无需特殊处理,一般会自行消退。术中发生严重气胸(手术过程中气道压力超过 20 mm Hg,血氧饱和度低于 90%,行急诊床旁胸片证实)者,予胸腔闭式引流后,常可继续手术。术中明显气腹者,通过 14 G 穿刺针于右下腹麦氏点穿刺放气后,常无需特殊处理。由于体内 CO_2 较空气弥散和吸收快,建议内镜治疗中使用 CO_2 灌注,一旦发生气肿、气胸或气腹,CO_2 可很快吸收,症状得到及时控制。

七、术后处理

术后当天予以禁食、补液、半卧位和心电监护,观察有无颈部和胸前皮下气肿。术后静脉使用质子泵抑制剂(proton pump inhibitor,PPI)3 d。术后静脉使用抗生素,药物的选择参照卫生部抗生素使用原则,可选用第一、二代头孢菌素,但用药总时间不应超过 48 h;对有气胸、大量出血和

197

中华胃肠外科杂志 2012 年 11 月第 15 卷第 11 期　Chin J Gastrointest Surg, November 2012, Vol.15, No.11 　　　　1199

高龄患者及免疫缺陷人群,可酌情延长。术后胸部平片或胸部 CT 检查,了解有无纵膈气肿、气胸、气腹和胸腔积液等。常规术后 3 d 进食流质,术后 2 周进食半流质,术后口服 PPI 制剂 4 周。

八、术后并发症的处理[13-14]

1. 气胸和气腹:术后如有纵隔、皮下气肿及轻度气胸(肺压缩体积小于 30%),患者呼吸平稳,血氧饱和度大于 95%,常无需特殊处理;对于肺压缩体积超过 30% 的气胸,可使用临床常用的静脉穿刺导管于锁骨中线与第 2 肋间隙交界处行胸腔穿刺闭式引流。对于膈下少量游离气体而无明显症状者,气体一般可自行吸收;如腹胀明显,可行胃肠减压,必要时可用 14 G 穿刺针进行腹腔穿刺放气。

2. 胸腔积液:POEM 术后胸腔积液发生比例为 40% 左右。积液量少和无发热者,一般可自行吸收,无需特殊处理;对于较大量胸腔积液,影响呼吸并高热者,及时于超声引导下置管引流。

3. 出血:POEM 术后出血的发生率较低。由于食管下段肌间隙小血管及侧枝循环较为丰富,手术时应随时冲洗创面,对于创面出血点及时电凝,彻底止血。术后出现心率增快、血压下降和胸痛进行性加重或呕血、黑粪,应考虑"隧道"内出血可能,及时行胃镜探查,将创面及黏膜下隧道内的积血清除,尽可能暴露创面,用热活检钳电凝止血;如不能明确活动性出血点,可用三腔管食管囊压迫止血。术后出血者应治疗性应用抗生素。

4. 感染:主要包括黏膜下"隧道"感染、纵隔感染和肺部感染等,是 POEM 术后可能发生的严重并发症。感染发生的原因主要包括术前食管清洁不充分、术中和术后黏膜下隧道内出血或积液等。因此,术前应充分清洁食管,预防性使用抗生素;气管插管过程中防止误吸;术中创面严密止血,夹闭"隧道"入口前反复无菌生理盐水冲洗,保证黏膜切口夹闭严密确切。术后有肺炎性或节段性肺不张者,加强化痰和静脉应用抗生素。

5. 消化道瘘:主要包括食管纵膈瘘和食管胸腔瘘等,罕见。保持食管黏膜完整性是预防瘘的关键。术中需尽量减少黏膜层损伤,对于出现的损伤尤其是穿孔,采用金属夹夹闭,保证"隧道"入口夹闭严密确切。一旦瘘出现,可采用食管覆膜支架堵塞瘘口,同时行胸腔闭式引流等,保持通畅引流。

九、术后随访

术后随访主要目的在于评估疗效、早期发现症状复发以及监测远期并发症(胃食管反流等)。

1. 疗效评估:疗效评估通常于术后 2~4 周左右进行。方法包括主观症状评估和客观检查两方面。主观症状评估可采用症状评分系统,术后 Eckardt 评分小于或等于 3 分者,认为手术有效;术后 6 个月内 Eckardt 评分大于或等于 4 分者,考虑手术失败;见表 1 [9-10]。客观检查包括胃镜检查、食管测压以及实时吞钡检查等。胃镜检查可了解食管创面愈合和通过贲门口阻力状况;术后 LES 静息压小于或等于

10~15 mm Hg 是治疗长期有效的良好预测指标[9-10];实时吞钡食管 X 线造影检查可了解食管腔扩张和贲门口通畅度,吞钡 1 min 后残留钡剂高度低于术前基础值 50% 以上也是治疗长期有效的良好预测指标[9-10]。见表 2。

2. 术后复发的早期发现:术后 6 个月以上、Eckardt 评分大于或等于 4 分者,结合食管测压、吞钡造影以及胃镜检查结果,可诊断为术后复发[15-16]。术后复发的早期发现有赖于定期、规则的症状评估。通常术后每 1~2 年通过门诊或电话随访 1 次,进行 Eckardt 症状评分。也可直接通过周期性客观检查来监测术后复发。对于术后复发者,可进一步进行治疗,包括再次 POEM 手术、内镜下球囊扩张和可回收支架置放等。

3. 远期并发症的监测:远期并发症主要为胃食管反流。由于 POEM 手术并不破坏食管裂孔周围结构,术后胃食管反流发生率较低,但尚需进一步随访观察。术后每 1~2 年应定期随访,评估有无烧心或吞酸等反流症状,并行胃镜检查观察有无反流性食管炎发生;必要时可进行 24 h 食管 pH 监测,进一步确诊胃食管反流。对于胃食管反流者,给予 PPI 治疗常可以有效控制[17]。对于年龄大、病程 10~15 年以上和近期体质量减轻明显的患者,应警惕贲门癌变的发生。

附:参与制定本共识意见专家(以姓氏汉语拼音排序):卜建红(中华胃肠外科杂志);蔡明琰(复旦大学附属中山医院内镜中心);陈丰霖(福建医科大学附属协和医院消化内科);陈进忠(厦门大学附属第一医院消化内科);陈幼祥(南昌大学第一附属医院消化内科);樊超强(第三军医大学附属新桥医院消化内科);范志宁(南京医科大学第二附属医院消化内镜中心);龚伟(南方医科大学附属南方医院消化内科);韩树堂(江苏省中医院消化内科);贾欣永(山东省千佛山医院消化内科);栗华(厦门大学附属第一医院消化内科);李全林(复旦大学附属中山医院内镜中心);李青泰(台湾义大医院胃肠肝胆科);李锐(苏州大学附属第一医院消化内科);梁玮(福建省立医院消化内镜中心);刘建强(中国人民解放军福州总医院消化内科);刘梅(华中科技大学附属同济医院消化内科);刘明(厦门大学附属第一医院消化内科);刘志国(第四军医大学西京医院消化内科);卢雪峰(山东大学齐鲁医院消化内科);彭春燕(南昌大学第一附属医院消化内科);盛建文(江西省宜春县人民医院消化内科);唐涌进(中华消化内镜杂志);王拥军(首都医科大学北京友谊医院消化内科);徐美东(复旦大学附属中山医院内镜中心);姚礼庆(复旦大学附属中山医院内镜中心);叶丽萍(浙江台州医院消化内科);詹丽英(中国人民解放军第 184 医院消化内科);张鸣清(中国人民解放军第 175 医院消化内科);周平红(复旦大学附属中山医院内镜中心);周旋光(福建省莆田市第一医院消化内科)

参 考 文 献

[1] Francis DL, Katzka DA. Achalasia: update on the disease and its treatment. Gastroenterology, 2010,139(2):369-374.

[2] Park W, Vaezi MF. Etiology and pathogenesis of achalasia: the current understanding. Am J Gastroenterol, 2005,100(6): 1404-1414.

[3] Inoue H, Minami H, Kobayashi Y, et al. Peroral endoscopic myotomy (POEM) for esophageal achalasia. Endoscopy, 2010,

1200　　　中华胃肠外科杂志 2012 年 11 月第 15 卷第 11 期　Chin J Gastrointest Surg, November 2012, Vol.15, No.11

42(4):265-271.

[4] Swanström LL, Rieder E, Dunst CM. A stepwise approach and early clinical experience in peroral endoscopic myotomy for the treatment of achalasia and esophageal motility disorders. J Am Coll Surg, 2011,213(6):751-756.

[5] von Renteln D, Inoue H, Minami H, et al. Peroral endoscopic myotomy for the treatment of achalasia: a prospective single center study. Am J Gastroenterol, 2012,107(3):411-417.

[6] 周平红,姚礼庆,蔡明琰,等. 经口内镜下肌切开术治疗贲门失弛缓症的初探. 中华消化内镜杂志, 2011,28(2):63-66.

[7] 周平红,蔡明琰,姚礼庆,等. 经口内镜下环形肌切开术治疗42 例贲门失弛症. 中华胃肠外科杂志, 2011,14(9):705- 708.

[8] Zhou PH, Yao LQ, Zhang YQ, et al. Peroral endoscopic myotomy (POEM) for esophageal achalasia: 205 cases report. Gastrointest Endosc, 2012,75(4S):AB132-AB133.

[9] Eckardt AJ, Eckardt VF. Treatment and surveillance strategies in achalasia: an update. Nat Rev Gastroenterol Hepatol, 2011,8(6):311-319.

[10] Eckardt VF, Aignherr C, Bernhard G. Predictors of outcome in patients with achalasia treated by pneumatic dilation. Gastroenterology, 1992,103(6):1732-1738.

[11] Pandolfino JE, Kwiatek MA, Nealis T, et al. Achalasia: a new clinically relevant classification by high-resolution manometry. Gastroenterology, 2008,135(5):1526-1533.

[12] Inoue H, Tianle KM, Ikeda H, et al. Peroral endoscopic myotomy for esophageal achalasia: technique, indication, and outcomes. Thorac Surg Clin, 2011,21(4):519-525.

[13] Ren Z, Zhong Y, Zhou P, et al. Perioperative management and treatment for complications during and after peroral endoscopic myotomy (POEM) for esophageal achalasia (EA) (data from 119 cases). Surg Endosc, 2012, In press.

[14] 任重,钟芸诗,周平红,等. 经口内镜肌切开术治疗贲门失弛缓症并发症及其防治探讨. 中华消化内镜杂志, 2011,28 (11):615-618.

[15] Zaninotto G, Costantini M, Portale G, et al. Etiology, diagnosis, and treatment of failures after laparoscopic Heller myotomy for achalasia. Ann Surg, 2002,235(2):186-192.

[16] Petersen RP, Pellegrini CA. Revisional surgery after Heller myotomy for esophageal achalasia. Surg Laparosc Endosc Percutan Tech, 2010,20(5):321-325.

[17] 周平红,姚礼庆. 消化内镜切除术. 上海:复旦大学出版社, 2012:551-588.

(周平红　李全林　姚礼庆整理)

(收稿日期:2012-09-12)

图书在版编目(CIP)数据

消化道肿瘤早诊早治/陈进忠,刘明,姚礼庆主编.—厦门:厦门大学出版社,2014.12
ISBN 978-7-5615-5274-2

Ⅰ.①消⋯　Ⅱ.①陈⋯②刘⋯③姚⋯　Ⅲ.①消化系肿瘤-诊疗　Ⅳ.①R735

中国版本图书馆 CIP 数据核字(2014)第 272957 号

官方合作网络销售商:　

厦门大学出版社出版发行

(地址:厦门市软件园二期望海路 39 号　邮编:361008)
总 编 办 电话:0592-2182177　传真:0592-2181253
营销中心电话:0592-2184458　传真:0592-2181365
网址:http://www.xmupress.com
邮箱:xmup @ xmupress.com
厦门金凯龙印刷有限公司印刷
2014 年 12 月第 1 版　2014 年 12 月第 1 次印刷
开本:787×1092　1/16　印张:13.5
字数:265 千字
定价:66.00 元
本书如有印装质量问题请直接寄承印厂调换